2018 개정판

해부·병태생리로 이해하는

SN 성인간호학

STEPS TO ADULT HEALTHY NURSING

의학 편저 연세대학교 의과대학 교수 김 준 명
관동대학교 의과대학 교수 이 꽃 실

간호 감수 서울아산병원 간호부원장 김 연 희

2 Infection 감염

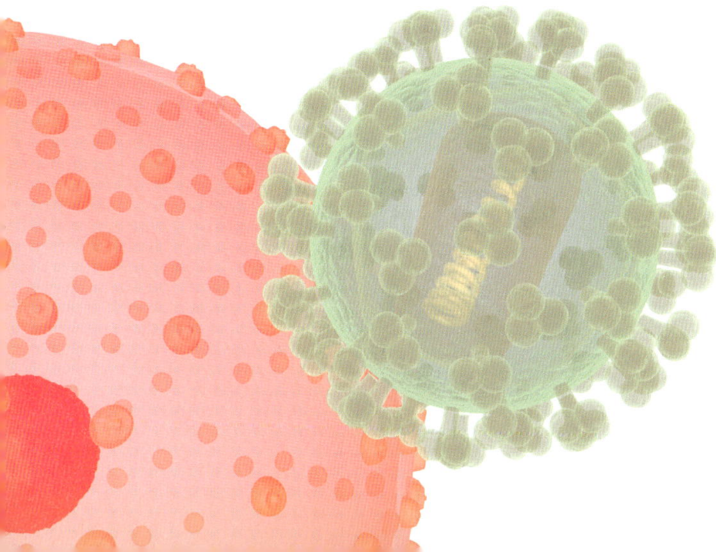

도서출판 정담

해부·병태생리로 이해하는

SN 성인간호학 2 감염

1판 발행 / 2009년 9월 9일
2판 발행 / 2018년 1월 30일

발행인 김정찬
편집기획 손지현
편집디자인 최민수

발행처 도서출판 정담
주소 서울특별시 송파구 송이로17길 50-27 (가락동 13-10) 2층
전화 02-443-2791
팩스 02-430-7370
홈페이지 www.jdb.co.kr
등록 제 22-135호

정가 29,000원
ISBN 978-89-8085-837-8
978-89-8085-835-4(set)

의학편저자 머리글

의학이라는 험산준령에서도 그 본령을 이루는 것이 내과학이라고 할 수 있다.

내과학은 거대한 퍼즐이다. 양적으로나 내용적으로도 결코 만만치 않은 분야이다. 여러분들이 그동안 배워온 해부학, 조직학, 생리학, 생화학, 약리학, 병리학 등의 각종 기초학 지식들을 머릿속에서 퍼즐처럼 맞추어 임상현장에서 적용하기 위해서는 암기보다 질환에 대한 이해가 우선시되어야 한다.

결국 임상현장에서의 적용은 단순한 암기만으로 도달할 수 있는 경지가 아니다. 인체와 질병에 대한 기초의학에서 배웠던 모든 지식을 임상적인 지식에 접목시키고 그것을 다시 환자에 적용시킬 수 있는 수준으로 끌어올리기 위해서는 질병을 종합적으로 이해해야만 한다.

의과대학 본과생들 가운데는 참고서의 모든 것을 달달 외우려 했던 학생들도 더러 있었다. 그러나 아무리 기억력이 우수하다고 해도 암기만으로는 모든 내용을 기억할 수도 없으며, 아무런 연관성도 없는 의학용어의 나열만 암기한다고 해서 그 노력만큼 성적이 따라주지도 않았다.

이렇게 된 가장 큰 원인은 그들이 기초의학을 제대로 이해하지 못하였고 이를 임상의학과도 융합시키지 못했기 때문이다. 정상적인 인체의 구조, 생리, 병리에 대해서 잘 알지 못하면 각종 질환이 어떻게 초래되는지도 이해하기 힘들기 때문에 결국에는 책 속의 모든 내용을 외우려고 하는 악순환에 빠져버리는 것이다.

그렇다면 어떻게 해야 할까?

현실적으로 학교에서 임상의학을 공부하면서 다시 기초의학을 처음부터 공부한다는 것은 너무 어려운 일이다. 그렇기 때문에 기본으로 돌아가 그동안 공부했던 기초의학인 해부생리와 병태생리를 질환과 연계하여 다시 정리할 수 있도록 공부해야 한다.

이 책은 그동안 공부해왔던 인체의 해부학, 조직학, 생리학, 병리학 등의 각종 지식들을 리뷰할 수 있도록 간결하면서도 꼼꼼하게 서술하고 있다.

인체의 어떤 부위에서 어떠한 원인과 기전에 의해 질환이 발생하는지 이해하기 쉽도록, 또한 다양한 질환의 진단·증상·검사·치료 등에 대한 각각의 핵심내용을 명확하게 파악할 수 있도록 그림과 사진을 적절하게 활용하여 요점을 간결하게 서술하였다.

그렇기 때문에 이 책으로 공부하면 질환에 따른 병태생리와 증상, 치료 및 간호 모든 부분이 저절로 퍼즐이 맞춰지듯이 이해될 것이며, 따라서 자연스레 암기할 내용도 확연히 줄어들 것이다. 그리고 당연히 임상실습과 국시에도 반드시 필요한 지침서가 될 것이다.

2018년 편저자 일동

간호감수자 머리글

병원간호사회는 미래의 간호사인 학생들의 학습에 도움을 주기 위하여 정담 출판사에서 요청한 <성인간호학>의 간호관리와 포인트 리뷰 부분을 감수하기로 결정하였다. 감수과정에서 간호 파트 내용의 오류를 정정하였고 또한 간호 과정에서 누락된 핵심내용을 보충하여 감수하였다.

간호 과정(Nursing Process)의 목적은 환자의 질병을 올바르게 이해하고 질병의 치유 및 회복 과정에 따라 환자의 신체적·정신적·사회적 문제를 해결하는 과정에 초점을 맞추는 것이다.

학생들이 교재를 통해 학습된 간호 과정을 임상 현장에서 실제로 어떻게 적용하면 좋을지 판단하는 것은 매우 어려운 일이다. 이 교재에서는 학생들이 체계적으로 간호과정을 적용하기 위하여 간호 과정의 흐름을 한눈에 파악할 수 있도록 간호문제, 간호진단, 간호목표, 간호수행 항목을 일목요연하게 정리하여 실었다.

또한 포인트 리뷰의 '셀프 복습문제'를 통해 스스로 리뷰할 수 있도록 하였고, 이 리뷰가 끝난 뒤 '핵심 정리 문제'를 풀면서 향후 국시를 위한 확실한 길라잡이가 될 수 있도록 하였다. 뿐만 아니라 임상실습에서도 학생들은 환자 개개인의 간호문제에 따른 간호과정을 쉽게 적용할 수 있게 되어 학습효과를 더욱 실감할 수 있을 것이다.

이 교재가 성인간호학의 주요 참고도서로 폭넓게 사용할 수 있을 것으로 생각하며 감수 글을 마감한다.

2018년 감수자 일동

편저·감수 명단 (가나다순)

의학편저

김세규
연세대학교 의과대학 호흡기내과

김준명
연세대학교 의과대학 감염내과

문영명
연세대학교 의과대학 소화기내과

이꽃실
관동대학교 의과대학 감염내과

이수곤
연세대학교 의과대학 결합조직내과

정남식
연세대학교 의과대학 심장내과

고윤웅
연세대학교 의과대학 혈액내과

차봉수
연세대학교 의과대학 내분비내과

최규헌
연세대학교 의과대학 신장내과

최일생
연세대학교 의과대학 신경내과

홍천수
연세대학교 의과대학 면역·알레르기내과

간호감수

김연희
서울아산병원 간호부원장

박희라
경희대병원 간호팀장

오경환
세브란스병원 간호수석부장

이명해
경희대병원 간호본부장

이순행
서울아산병원 간호팀장

이창숙
단국대병원 UM

장창섭
서울대병원 수간호사

조문숙
분당서울대병원

최경옥
서울성모병원 간호부장

일러두기

공부를 시작하기 전에 우선 이 책이 어떤 방식으로 구성되어 있는지 알아보도록 하자.

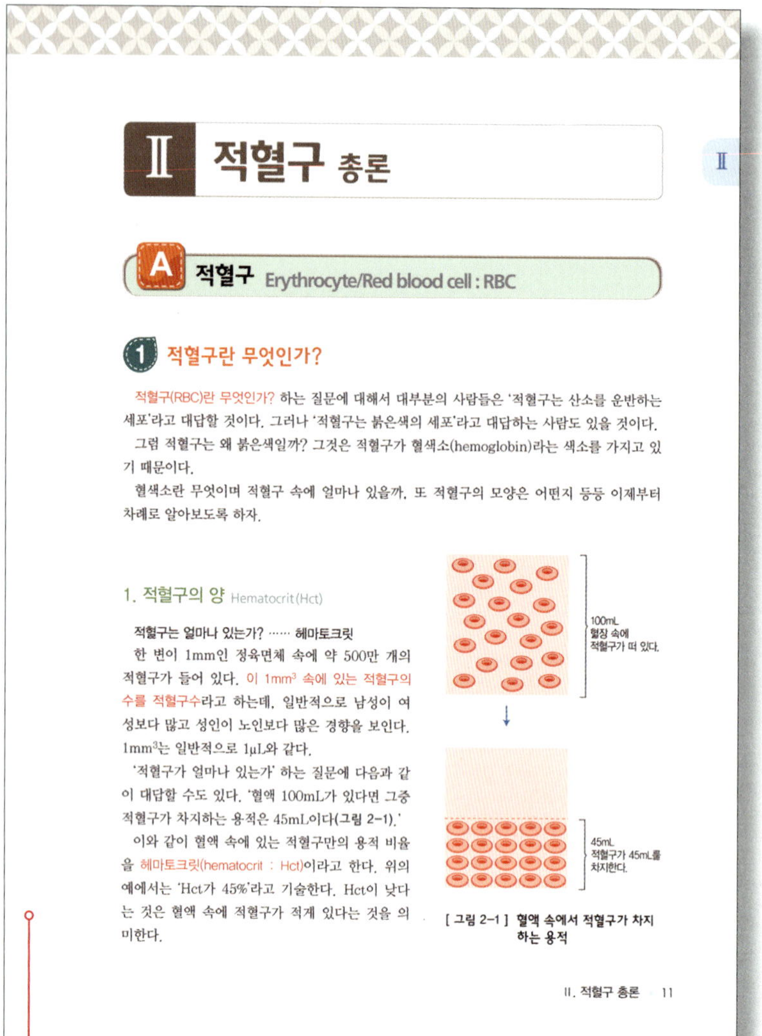
Ⅱ 적혈구 총론

A 적혈구 Erythrocyte/Red blood cell : RBC

1 적혈구란 무엇인가?

적혈구(RBC)란 무엇인가? 하는 질문에 대해서 대부분의 사람들은 '적혈구는 산소를 운반하는 세포'라고 대답할 것이다. 그러나 '적혈구는 붉은색의 세포'라고 대답하는 사람도 있을 것이다.

그럼 적혈구는 왜 붉은색일까? 그것은 적혈구가 혈색소(hemoglobin)라는 색소를 가지고 있기 때문이다.

혈색소란 무엇이며 적혈구 속에 얼마나 있을까. 또 적혈구의 모양은 어떤지 등등 이제부터 차례로 알아보도록 하자.

1. 적혈구의 양 Hematocrit(Hct)

적혈구는 얼마나 있는가? …… 헤마토크릿

한 변이 1mm인 정육면체 속에 약 500만 개의 적혈구가 들어 있다. 이 $1mm^3$ 속에 있는 적혈구의 수를 적혈구수라고 하는데, 일반적으로 남성이 여성보다 많고 성인이 노인보다 많은 경향을 보인다. $1mm^3$는 일반적으로 1μL와 같다.

'적혈구가 얼마나 있는가' 하는 질문에 다음과 같이 대답할 수도 있다. '혈액 100mL가 있다면 그중 적혈구가 차지하는 용적은 45mL이다(그림 2-1).'

이와 같이 혈액 속에 있는 적혈구만의 용적 비율을 헤마토크릿(hematocrit : Hct)이라고 한다. 위의 예에서는 'Hct가 45%'라고 기술한다. Hct이 낮다는 것은 혈액 속에 적혈구가 적게 있다는 것을 의미한다.

100mL 혈장 속에 적혈구가 떠 있다.

45mL 적혈구가 45mL를 차지한다.

[그림 2-1] 혈액 속에서 적혈구가 차지하는 용적

Ⅱ. 적혈구 총론 11

총론

각론에서 질환을 배우기 전에 그동안 기초학에서 공부했던 해부, 생리, 병리를 리뷰할 수 있도록 그림과 함께 간결하게 서술하였다. 이를 통해 각 질환의 이해가 더욱 빨라질 수 있다.

각론

총론의 해부, 생리, 병리를 토대로 각 질환의 병태생리에 대해 자세히 설명하고 있다.
질환에 대한 이해를 돕기 위해 그림과 표를 추가하여 쉽고 자세하게 설명함으로써
더욱 이해하기 쉽도록 하였다.

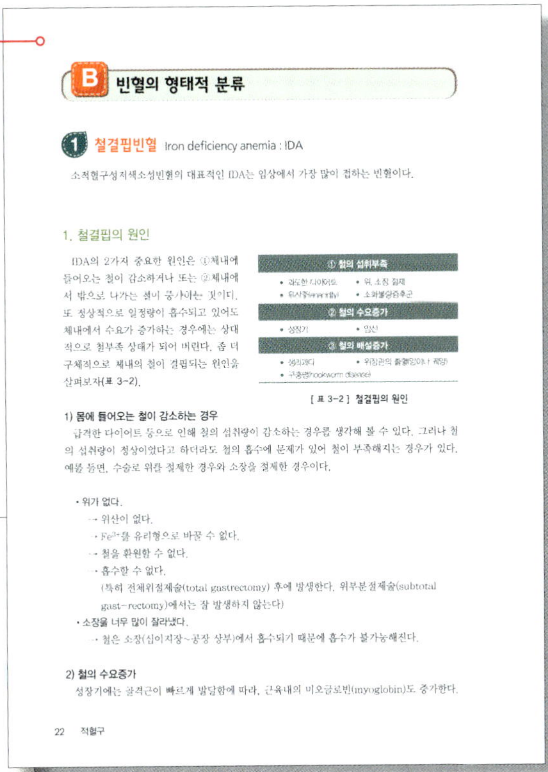

B 빈혈의 형태적 분류

1 철결핍빈혈 Iron deficiency anemia : IDA

소적혈구성저색소성빈혈의 대표적인 IDA는 임상에서 가장 많이 접하는 빈혈이다.

1. 철결핍의 원인

IDA의 2가지 중요한 원인은 ①체내에 들어오는 철이 감소하거나 또는 ②체내에서 밖으로 나가는 철이 증가하는 것이다. 또 정상적으로 일정량이 흡수되고 있어도 체내에서 수요가 증가하는 경우에는 상대적으로 철부족 상태가 되어 버린다. 좀 더 구체적으로 체내의 철이 결핍되는 원인을 살펴보자(표 3-2).

① 철의 섭취부족	
• 과도한 다이어트	• 위, 소장 절제
• 무산증(anacidity)	• 소화불량증후군
② 철의 수요증가	
• 성장기	• 임신
③ 철의 배설증가	
• 생리과다	• 위장관의 출혈(암이나 궤양)
• 구충병(hookworm disease)	

[표 3-2] 철결핍의 원인

1) 몸에 들어오는 철이 감소하는 경우

급격한 다이어트 등으로 인해 철의 섭취량이 감소하는 경우를 생각해 볼 수 있다. 그러나 철의 섭취량이 정상이었다고 하더라도 철의 흡수에 문제가 있어 철이 부족해지는 경우가 있다. 예를 들면, 수술로 위를 절제한 경우와 소장을 절제한 경우이다.

- 위가 없다.
  - → 위산이 없다.
  - → Fe^{3+}를 유리형으로 바꿀 수 없다.
  - → 철을 환원할 수 없다.
  - → 흡수할 수 없다.
  (특히 전체위절제술(total gastrectomy) 후에 발생한다. 위부분절제술(subtotal gast-rectomy)에서는 잘 발생하지 않는다)
- 소장을 너무 많이 잘라냈다.
  - → 철은 소장(십이지장~공장 상부)에서 흡수되기 때문에 흡수가 불가능해진다.

2) 철의 수요증가

성장기에는 골격근이 빠르게 발달함에 따라, 근육내의 미오글로빈(myoglobin)도 증가한다.

22 적혈구

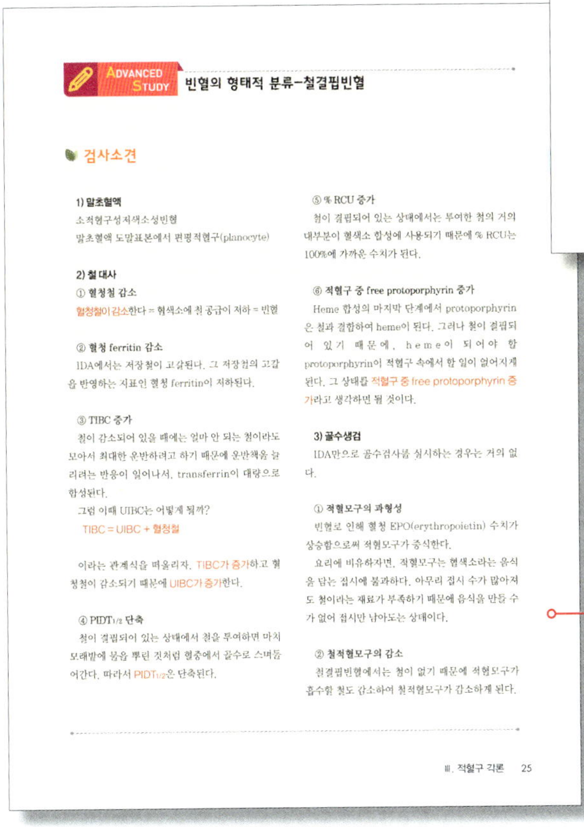

ADVANCED STUDY 빈혈의 형태적 분류–철결핍빈혈

검사소견

1) 말초혈액

소적혈구성저색소성빈혈
말초혈액 도말표본에서 편평적혈구(planocyte)

2) 철 대사

① 혈청철 감소

혈청철이 감소한다 = 혈색소에 철 공급이 저하 = 빈혈

② 혈청 ferritin 감소

IDA에서는 저장철이 고갈된다. 그 저장철의 고갈을 반영하는 지표인 혈청 ferritin이 저하된다.

③ TIBC 증가

철이 감소되어 있을 때에는 얼마 안 되는 철이라도 모아서 최대한 운반하려고 하기 때문에 운반책을 늘리려는 반응이 일어나서, transferrin이 대량으로 합성된다.
그럼 이때 UIBC는 어떻게 될까?

TIBC = UIBC + 혈청철

이라는 관계식을 떠올리자. TIBC가 증가하고 혈청철이 감소되기 때문에 UIBC가 증가한다.

④ $PIDT_{1/2}$ 단축

철이 결핍되어 있는 상태에서 철을 투여하면 마치 모래밭에 물을 뿌린 것처럼 혈중에서 골수로 스며들어간다. 따라서 $PIDT_{1/2}$은 단축된다.

⑤ % RCU 증가

철이 결핍되어 있는 상태에서는 투여한 철의 거의 대부분이 혈색소 합성에 사용되기 때문에 % RCU는 100%에 가까운 수치가 된다.

⑥ 적혈구 중 free protoporphyrin 증가

Heme 합성의 마지막 단계에서 protoporphyrin은 철과 결합하여 heme이 된다. 그러나 철이 결핍되어 있기 때문에, heme이 되어야 할 protoporphyrin이 적혈구 속에서 할 일이 없어지게 된다. 그 상태를 적혈구 중 free protoporphyrin 증가라고 생각하면 될 것이다.

3) 골수생검

IDA만으로 골수검사를 실시하는 경우는 거의 없다.

① 적혈모구의 과형성

빈혈로 인해 혈청 EPO(erythropoietin) 수치가 상승함으로써 적혈모구가 증식한다.
요리에 비유하자면, 적혈모구는 혈색소라는 음식을 담는 접시에 불과하다. 아무리 접시 수가 많아져도 철이라는 재료가 부족하기 때문에 음식을 만들 수가 없어 접시만 남아도는 상태이다.

② 철적혈모구의 감소

철결핍빈혈에서는 철이 없기 때문에 적혈모구가 흡수할 철도 감소하여 철적혈모구가 감소하게 된다.

Ⅲ. 적혈구 각론 25

Advanced Study

질환에 대한 기본적인 설명 이외에도 전문 간호사로서의 깊은 지식을 쌓을 수 있는 Advanced study 코너를 만들었다. 이를 통해 질환별 병태생리와 검사 및 치료법에 대해 더욱 깊게 알 수 있는 심화내용을 보충하였다.

플러스 코너와 Tip

총론 및 각론의 본문 내용과 연계되면서도 흥미롭게 읽을 수 있는 배경지식들을 선별하여 별도로 편집하였다.

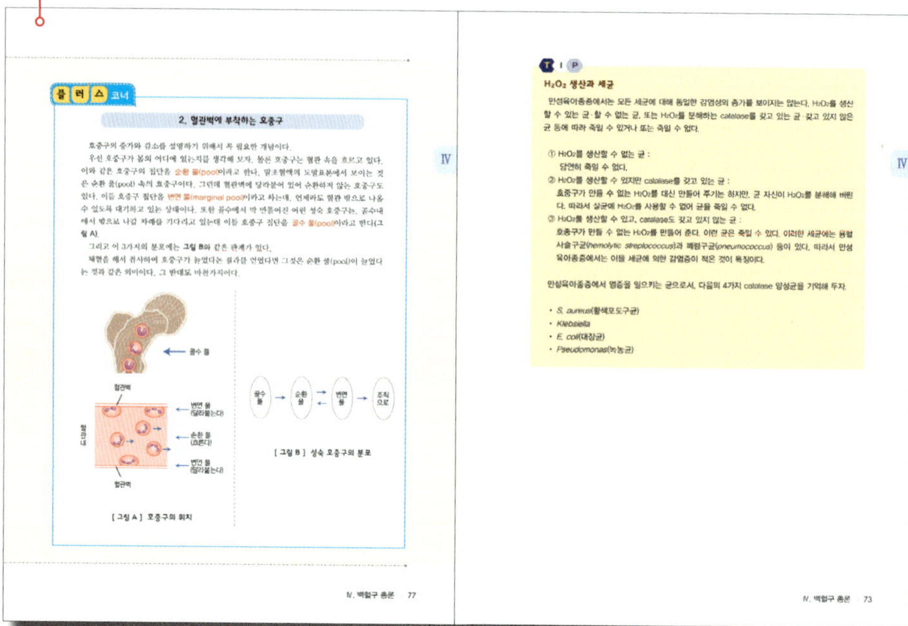
플러스 코너
2. 혈관벽에 부착하는 호중구
[그림 A] 호중구의 위치
[그림 B] 성숙 호중구의 분포
TIP
H_2O_2 생산과 세균
IV. 백혈구 총론 77
IV. 백혈구 총론 73

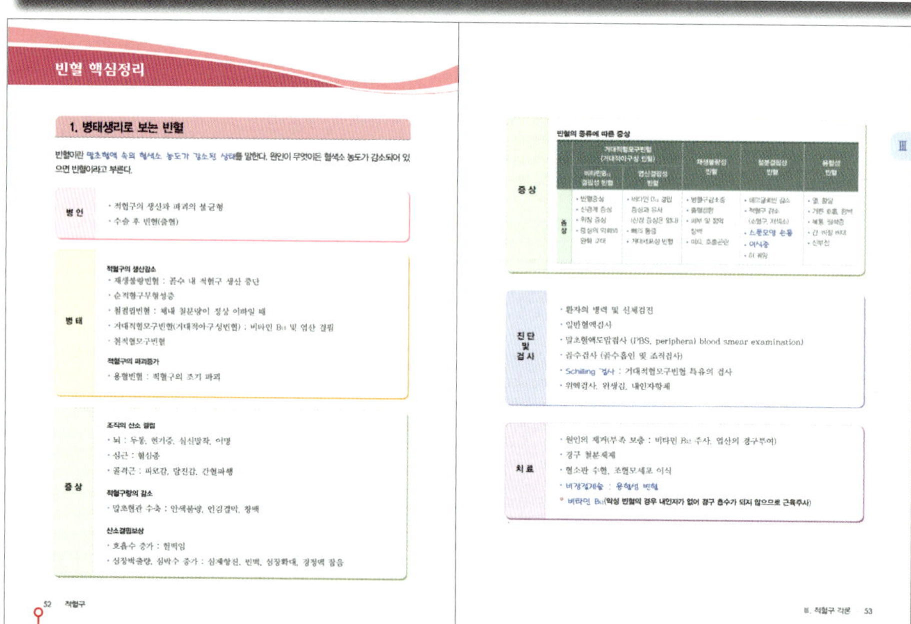
빈혈 핵심정리
1. 병태생리로 보는 빈혈
병 인
병 태
증 상
진단 및 검사
치 료
52 적혈구
III. 적혈구 각론 53

질환별 핵심정리

앞서 공부했던 질환의 핵심내용을 정리하여 한눈에 살펴볼 수 있도록 간결하게 서술하였다.

차례 감염

총론

각론

XI. 외과 감염증

총론

I. 감염증 개론
II. 세균학
III. 바이러스학
IV. 진균 질환
V. 원충 감염증
VI. 기생충 감염증
VII. 기회 감염증
VIII. 미생물과의 전쟁

I 감염증 개론

A 감염의 개념

1 감염과 감염증

감염이란 감염체(주로 미생물)가 숙주에 침입, 정착해서 증식하는 것을 말한다. 감염은 병원체가 감염원으로부터 감염경로를 통해 숙주에 전파되어, 병원체의 감염력(공격력)이 숙주의 저항력(면역방어능)보다 강할 때 성립한다.

감염증이란 감염되어 일어난 여러 가지 질환을 총칭하는 말이다. 하지만 감염이 되었다고 해서 반드시 감염증이 발병되는 것은 아니다.

2 병원체의 종류

감염의 원인이 되는 미생물을 병원체라고 한다. 병원체는 기생충, 세균, 바이러스, 프리온(prion) 등으로 분류된다(**표 1-1**).

분류	진핵 생물			원핵 생물	바이러스	프리온
	기생충		진균	세균		
	연충	원충				
형태와 특징	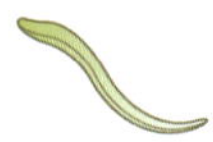 • 기생충 중에서 다세포인 것	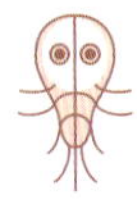 • 기생충 중에서 단세포인 것	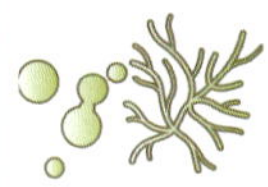 • 세포벽과 핵막을 가진 단세포 생물	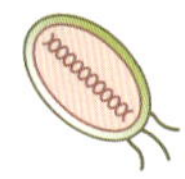 • 세포벽은 있으나, 핵막이 없는 단세포 생물	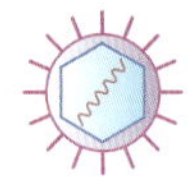 • 핵산이 캡시드에 싸인 입자 구조체	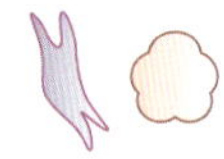 • 핵산이 없는 단백구조체
크기	2~수mm 크다 ←	1~80μm	1~10μm	1μm 정도	20~300nm	100nm 이하 → 작다
핵산	DNA와 RNA				DNA 또는 RNA	×
세포벽	×		○(β-D-글루칸 등)	○*(펩티도 글리칸 등)	×	×
자가 증식능	○		○	○*	×	×

* 세균 중에서도 비전형 세균은 예외이다. 미코플라스마(*mycoplasma*)는 세포벽이 없고, 클라미디아(*chlamydia*), 리케차(*rickettsia*) 등은 자가증식능이 없다.

[표 1-1] 병원체의 종류

3 감염증의 경과

감염되고 나서 증상이 나타나는 경우를 증상감염, 감염이 되어도 증상이 나타나지 않는 경우를 무증상감염이라고 한다. 증상감염에는 감염에서 발병까지의 사이에 일정한 잠복기가 존재한다. 병원체가 체외로 완전 배제된 상태를 치유라고 하는데, 치유 후 숙주는 그 병원체에 대한 면역을 획득한다(획득면역). 증상이 없는 상태로 감염(보균)이 계속되는 것을 지속감염(잠복감염)이라고 한다(**그림 1-1**).

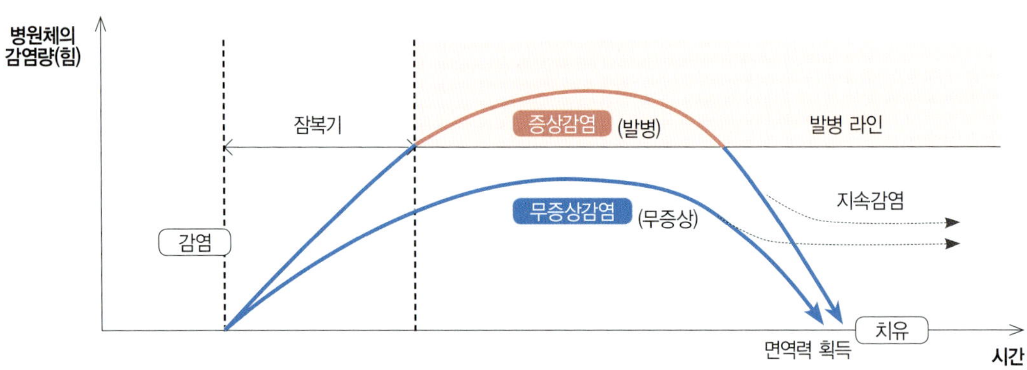

[그림 1-1] 감염증의 경과

4 감염경로

외부로부터 병원체가 체내로 전파되어 일어난 감염을 외인성 감염이라고 하며, 외인성 감염은 다시 수평 감염과 수직감염(모자감염)으로 크게 나뉜다(표 1-2, 3).

한편, 숙주에상재하는균이원인이되어일어난감염을내인성감염이라고하는데, 평소에는무해한 미생물총(normal flora)이 병원성을 발휘하여 감염이 발생하는 것이다.

	특징	분류 및 주요 질환
접촉감염	감염자(원)에 직접 접촉해서 감염된다.	• 전염성 피부질환 → 전염성 농가진 • 성 감염 → 임질, 매독 등 • 교상감염 → 광견병, 파상풍 등
비말감염	병원체를 함유한 비말을 들이마심으로써 감염된다.	→ 인플루엔자, 풍진, 유행성 이하선염, 백일해, 세균성 폐렴, 미코플라스마폐렴 등
공기감염	공기 속에 부유하는 미세한 입자에 의해 감염된다.	• 비말핵감염(비말의 수분이 증발한 비말핵에 의해 발생) • 먼지감염(병원체가 부착한 티끌, 먼지에 의해 발생) → 결핵, 홍역, 수두 등
매개물감염	오염물을 통해서 감염된다. (식품, 수건, 물, 혈액 등)	• 물 감염 • 식품 매개감염 → 식중독 • 혈액감염 → HBV, HCV, HIV, 등

※ 유행성 각결막염 등은 매개물을 통해서도 감염된다(간접 접촉감염).

[표 1-2] 수평감염

	특징	대표적인 병원체
태반경유감염	태반을 통해서 병원체가 태아 혈액에 들어와 감염	• 톡소플라스마(toxoplasma) • 매독트레포네마(*Treponema pallidum*) • 풍진바이러스(rubella virus) • 사람파보바이러스 B19(human parvovirus B19) • HIV • HSV • CMV
산도감염	산도나 모체혈액 속에 있는 병원체가 분만 시에 감염	• CMV • VZV • HSV • HBV • HCV • HIV • GBS • 임균 • 칸디다 • 클라미디아
모유감염	모유를 통해서 병원체가 감염	• CMV • HTLV-1 • HIV

[표 1-3] 수직감염

5 패혈증과 패혈증성 쇼크

감염으로 인해 전신에 심각한 증상을 나타내는 병태를 패혈증(sepsis)이라 하며, 여기에 순환부전(혈압저하)이 동반되면 패혈증성 쇼크(septic shock)라고 한다.

병원체 유래의 물질이 면역계를 자극해 전신성 염증반응을 일으키는 것인데, 이 때문에 원인 병원체의 종류는 달라도 공통적인 전신증상이 나타난다.

패혈증에서는 감염증상 및 심각한 전신증상이 나타나는데 고체온(>38℃) 또는 저체온(<36℃), 빈맥(빠른맥, >90회/분), 빠른호흡(>24회/분 또는, $PaCO_2$<32mmHg) 등이 있다. 심내막염(판막증)이나 유치 카테터가 원인 감염병소가 되는 경우가 많다.

한편, 패혈증성 쇼크에서는 패혈증 외에 순환부전이 일어나는데 초기에는 모세혈관확장과 투과성 항진에 의한 혈압저하가 일어난다. 그 보상으로서 심박출량이 증가하기 때문에, 사지가 따뜻한 warm shock(hyperdynamic state) 상태가 된다. 그러나 진행되면 보상기능이 충분히 작용하지 못해 심박출량이 감소해서 cold shock(hypodynamic state)가 되고, 혈압이 저하되어 장기순환기능상실이 악화된다.

패혈증은 예전에는 '균혈증(bacteremia, 혈액 속에 균이 유입된 상태)에 증상을 동반한 것'이라는 개념으로 알려져 왔다. 그러나 최근에는 '병원체(세균을 포함)의 감염이 초래하는 고사이토카인혈증에 의한 전신염증'이라고 밝혀져, 지금은 SIRS(systemic inflammatory response syndrome)라는 개념으로 취급되고 있다.

Ⅱ 세균학

A 미생물의 분류 ··· 세균의 정의

미생물은 다음과 같이 간단하게 분류할 수 있다.

- 바이러스(virus)
- 세균(bacterium)
- 진균(fungus)
- 원충(원생동물)(protozoa)

우선, 생물의 분류(**그림 2-1**)부터 살펴보자. 생물은 **진핵생물과 원핵생물의 2가지로 분류할 수 있다.** 진핵생물에는 동물(인간 포함), 식물, 조류, 진균, 원충이 있다. 원핵생물에는 세균과 남조류(cyanophyceae)가 있다. 바이러스는 에너지를 생산하지 못하고 또 스스로 복제도 할 수 없기 때문에 생물로서 취급하지 않는다. 또 남조류는 의학도들과는 별로 관련이 없는 생물이기 때문에 '원핵생물 = 세균'으로 간주하여 설명해 나가겠다.

그러면 원핵생물과 진핵생물의 차이는 무엇인지 **그림 2-1**을 살펴보기 바란다. 이것을 토대로 세균과 인간의 차이점에 중점을 두어 설명하겠다.

- 생물
  - 진핵생물
    - 동물
    - 식물
    - 조류
    - 진균 ┐ 바이러스를 포함한 미생물
    - 원충 ┘
  - 원핵생물
    - 세균
    - 남조류

※ 바이러스는 생물이 아니다

[그림 2-1] 생물의 분류

표 2-1과 같이 세균에는 핵막이 없고 염색체가 1개밖에 없는 등 원핵생물에서만 볼 수 있는 특징이 있지만, 임상적인 측면에서 중요한 점은 다음 2가지이다.

① 세균에는 세포벽이 있다
… 사람 세포에는 세포벽이 없다
② 세균이 갖는 ribosome과 사람 세포의 ribosome은 다르다

	원핵생물 (세균, 남조류)	진핵생물 (조류, 진균, 원충, 식물, 동물)
핵막	−	+
유사분열	−	+
염색체 수	1개	다수
미토콘드리아	−	+
리보솜	70S [50S 30S	80S [60S 40S
아메바운동	−	+
세포벽	+	+ 또는 −
세포벽의 기본성분	peptidoglycan	chitin 또는 cellulose

[표 2-1] 원핵생물과 진핵생물

TIP

리보솜 Ribosome 이란?

리보솜이란 생체내에서 단백질 합성에 관여하는 세포내 기관으로 ribosomal RNA와 단백질이 결합한 물질이다. RNA에는 messenger RNA, transfer RNA, ribosomal RNA의 3종류가 있다. transfer RNA는 아미노산을 운반하는(transfer) 운반체이다. 이 transfer RNA에 아미노산이 1개 결합한 것을 aminoacyl tRNA라고 한다.

단백질 합성에는 messenger RNA, transfer RNA, ribosome이 반드시 필요하다.

Messenger RNA에 ribosome이 결합해 codon을 해독한다. Codon이란 연속된 3개의 핵산으로서, 각 codon에는 대응할 아미노산이 정해져 있다. 아미노산을 운반해 오는 것은 transfer RNA이다. 리보솜은 messenger RNA로부터 codon을 해독해서 대응할 aminoacyl tRNA와 차례로 결합하여 단백질을 합성한다.

항생제 중에는 세균의 리보솜에만 선택적으로 결합해 단백질 합성을 억제해서 세포의 활성을 잃게 하고, 사람의 리보솜에는 비교적 해가 없는 것이 있다. 그 항생제에 감수성이 있는 세균은 단백질 합성이 멎게 되어 생명활동도 정지된다. 이와 같이 리보솜에만 선택적으로 결합하는 항생제에는 아래와 같은 것이 있다.

- aminoglycoside
- tetracycline
- macrolide
- chloramphenicol

B 세균의 분류

세균 분류의 기본은 그람양성 구균과 그람음성 구균과 그람양성 간균, 그람음성 간균의 4가지라고 생각하는 사람들이 있는데, 지금부터 그러한 생각은 버리자. 물론 그람염색도 중요하지만, 그것이 전부라고 생각하는 것은 위험하다.

세균을 분류하는 데에는 다음과 같은 몇 가지 관점이 있다.

- 그람염색에서 염색되는가 vs 염색되지 않는가
- 그람양성 vs 그람음성
- 혐기균 vs 그 외의 균
- 아포형성간균 vs 그 외의 균
- 세포내에 기생하는가 vs 세포외에 기생하는가

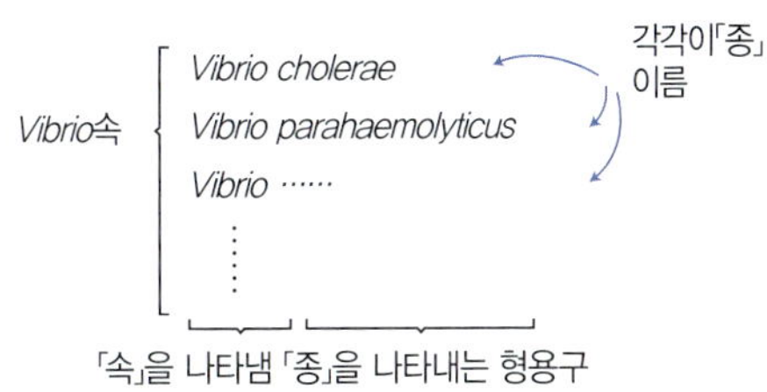

[그림 2-2] 「속(genus)」, 「종(species)」

분류에 들어가기 전에 「속(genus)」, 「종(species)」이라는 개념을 알아두자.

「종」이 모여서 「속」이 된다. *Vibrio*속을 예로 들어 보자. *Vibrio*속에는 콜레라균, 장염 *Vibrio*를 비롯해 많은 균들이 있다. 콜레라균의 정확한 명칭은 *Vibrio cholerae*이며, 장염 *Vibrio*는 *Vibrio parahaemolyticus*이다(그림 2-2).

일반적으로 균의 이름은 모두 2개의 단어로 이루어져 있다. 앞쪽이 「속」을 나타내고 뒤쪽이 「종」을 나타낸다. 종은 다시 「아종(subspecies)」이나 「균종(type)」으로 분류되기도 한다. 지금까지 몇 번 등장했던 대장균은 정확히 말하면 「대장균속의 대장균」이다. 균에 따라서는 대장균과 같이 「속」으로 알려져 있는 것과 콜레라균과 같이 「종」으로 알려져 있는 것이 있다.

세균의 이름을 들었을 때 속명을 말하는 것인지 종명을 말하는 것인지 알 수 있으면 아주 훌륭하다. 그러나 우선은 세균의 이름을 아는 것이 중요하므로 이름부터 잘 기억해 두자. 세균에 따라서는 이름이 여러 개 되는 것도 있으니 주의해서 기억하자(그림 2-3).

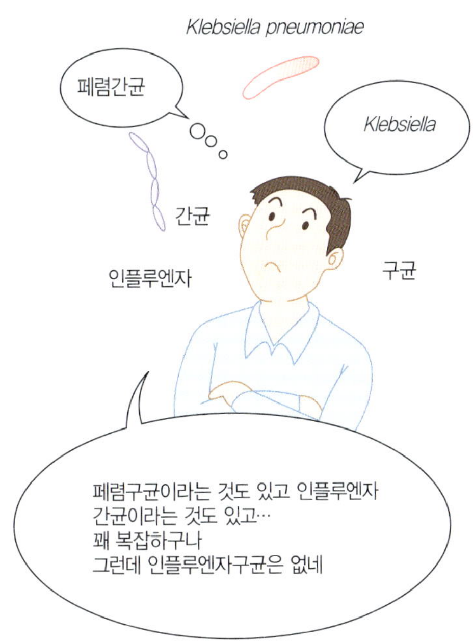

[그림 2-3] 세균의 이름

1 그람양성균

그람양성균에는 구균이 많다는 원칙을 알아 두자.

우선, 그람양성 구균에는 **포도상구균**(Staphylcoccus)과 **연쇄상구균**(Streptococcus)이 있다는 것을 기억하자. 그람양성 간균에는 *Clostridium*속, *Diphtheria*균, *Listeria*균이 있다는 것만 기억하자.

- **그람양성 구균**…이것이 기본

  Staphylococcus(포도상구균) : *S. aureus*

  S. epidermidis

  Streptococcus(연쇄상구균) : *S. pyogenes*

  S. pneumococcus

  enterococcus

- **그람양성 간균**…예외로 기억하자

  Corynebacterium diphtheria

  *Listeria*균

  *Clostridium*속

  Bacillus anthracis

2 그람음성균

그람음성균에는 간균이 많다는 원칙을 전제로 하고 예외를 살펴보자.

그람음성 구균에서 기억할 것은 *Neisseria* 속이다. 여기에는 뇌수막염균(*N. meningitidis*)과 임균(*N. gonorrhea*)이 포함된다. 그람음성 간균에는 여러 종류의 균이 존재하는데 임상에서 자주 볼 수 있는 균은 다음과 같다.

- 대장균(*Escherichia. coli*), 녹농균(*Pseudomonas aeruginosa*), 폐렴간균(*Klebsiella pneumoniae*, 간단하게 klebsiella)
- 헤모필루스 인플루엔자균(*Haemophilus influenzae*)

  인플루엔자간균이라고 불리기도 한다.

II

- **그람음성 간균**…이것이 기본('속'과 '종'의 차이에 구애받지 말고 우선 이름에 익숙해지자)

〈임상에서 많이 볼 수 있는 것〉

E. coli
Pseudomonas aeruginasa
Klebsiella
Haemophilus influenza
Bacteroides

〈기타〉

Vibrio cholera
Shigella
Salmonella
Comphylobacter
Helicobacter 등

- **그람음성 구균**…2가지만 기억해 두자

뇌수막염균(*Neisseria meningitidis*)
임균(*Neisseria gonorrhea*)
(모두 *Neisseria*속이다)

3 그람염색을 중요시하지 않는 균

그람염색이 유용하지 않은 세균이 몇 개 있다. 그러한 세균을 분류할 때에는 그람염색을 이용하지 않고 다른 염색 방법을 이용하는데, 그 대표적인 것이 **결핵균**이다. 결핵균은 그람염색방법으로는 염색되기 힘들어 염색 중에 추가로 가온조작(heating)을 해야 한다. 또 염색을 했다고 해도 그람양성이라는 결과가 나오기 때문에 그보다는 **항산균 염색**(Ziehl-Neelsen 염색)으로 염색하는 결과가 임상적으로 훨씬 가치가 있다. 이와 같이 그람염색을 중요시하지 않는 세균에는 다음과 같은 것이 있다.

- 결핵균(*Mycobacterium tuberculosis*) : 잘 염색되지 않으나 그람양성이다. 일반적으로 항산균염색(Ziehl-Neelsen 염색)으로 염색한다.
- *Mycoplasma* : 바이러스와 비슷한 크기이다. 세포벽이 없다. 그람음성이지만 작아서 보이지 않는다. 그람염색은 하지 않는다.
- *Rickettsia* : 세포에 기생하지 않으면 살 수 없다. 매개체로 절지동물(진드기 등)을 필요로 한다. 작아서 보이지 않는다. 그람염색을 하지 않고 다른 염색 방법을 이용한다.

- *Chlamydia* : 세포에 기생하지 않으면 살 수 없다. 매개체로 절지동물을 필요로 하지 않는다. 작아서 보이지 않는다. 그람염색을 하지 않고 다른 염색 방법을 이용한다.
- *Spirochaetales* : 나선형으로 형태에 개성이 있다. 잘 염색되지 않는다. 그람음성이지만 그람염색은 하지 않는다. 다른 염색 방법을 이용한다.
- 항산균 : 염색상 개성이 있다. 세포내에 기생할 수 있다.

이상의 균은 개성을 파악해서 반드시 알아두고, 그람염색에 대해서는 간과해도 좋다. 다음으로, 앞에서 설명한 균을 제외한 나머지 균에 대해서 살펴보자.

이들은 그람염색과 형태로 분류한다. 그람염색과 형태와 세균의 분류에 대해서는 이미 충분히 설명하였다. 그람염색을 중요시하는 균 중에서 혐기균이나 아포형성간균에 초점을 맞추어 생각할 수 있으면 완벽하다고 할 수 있다.

특히 *Clostridium*에는 여러 가지 특징이 있기 때문에 다시 한번 살펴보자.

이상을 정리하면 **그림 2-4**와 같다.

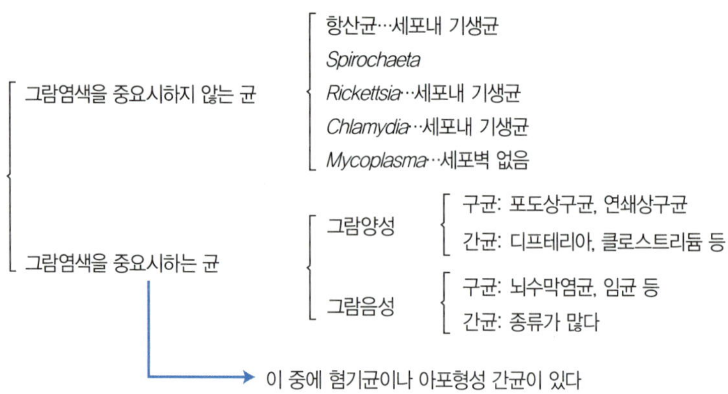

[그림 2-4] 세균의 분류

TIP

사람의 세포는 그람양성? 음성?

우리 몸을 구성하는 세포에는 세포벽이 존재하지 않는다. 앞에서 세포벽의 유무로 진핵생물과 원핵생물로 분류된다고 설명하였다. 또 세포벽의 구조의 차이로, 그람염색에서 보라색이 되거나 또는 붉은색이 된다고 설명하였다.

그럼, 세포벽이 존재하지 않는 동물의 세포에 그람염색을 실시하면 어떻게 될까? 이유는 분명하지 않지만, 동물의 세포는 그람염색에서 붉게 염색된다(음성이 된다). *Mycoplasma*는 바이러스와 동등한 크기의 매우 작은 미생물로 세포벽을 갖고 있지 않다. 세포벽을 갖고 있지 않기 때문에 형체가 일정하지 않다(그림 2-5). 하지만 자가증식 능력을 갖고 있기 때문에 세균으로서 취급된다. *Mycoplasma*는 동물의 세포와 마찬가지로 그람염색에서는 붉은색으로 염색된다(그람음성). 그러나 그람염색에서 얻은 정보를 중요시하지는 않는다는 것이다.

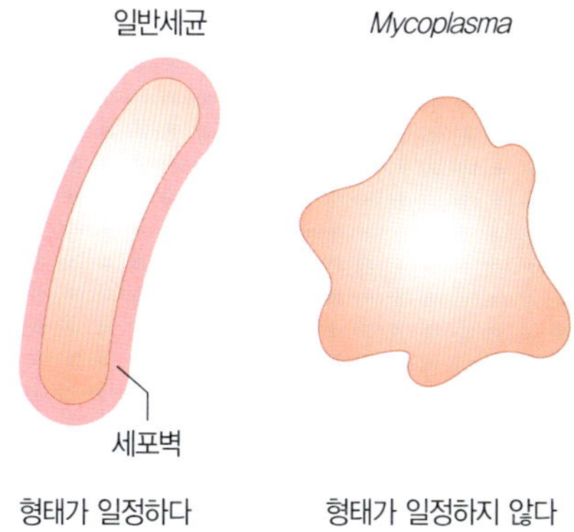

[그림 2-5] *Mycoplasma*

*Mycoplasma*는 세포벽을 갖고 있지 않기 때문에 β-lactam계 항생제는 효과가 없다. 사람의 세포가 β-lactam계 항생제로 죽지 않는 것도 같은 이유이다.

4 혐기균인지의 여부

그람염색에 의한 분류와는 전혀 다른 개념의 분류방법이다. 혐기균에는 「그람양성균」도 존재하고 「그람음성균」도 존재한다. 우선, *Clostridium*속만 기억해 두자. 참고로 말하면, 「*Clostridium*속」은 그람양성 간균이다.

세균은 증식할 때 산소 수요의 정도에 따라, 호기균, 통성균, 혐기균으로 크게 나뉜다. 그러나 산소 수요 외에도 온도 · 염도 · pH 등, 증식을 위한 최적환경은 세균에 따라서 각기 다르다(표 2-3).

호기균	• O_2가 있는 환경에서만 증식하는 균 → 결핵균, 백일해균, 녹농균 등	호기균으로 묶어 취급하는 경우도 많다.
통성균	• O_2의 유무와 상관없이 증식하는 균 → 대장균, 포도상구균, 연쇄상구균 등 많은 균	
혐기균 (편성 혐기균)	• O_2가 없는 환경에서 증식하는 균 → 파상풍균, 보툴리누스균 등	

[표 2-3] 산소수요에 따른 균 분류

5 아포의 형성 여부

*Clostridium*속은 아포(spore)를 형성한다. 아포를 만드는 세균은 제한되어 있기 때문에 기억해 두자. *Clostridium*속은 예외 투성이라고 할 수 있다(**그림 2-6**).

〈예외 1〉
*Clostridium*속은 그람양성 간균이다.
→ 그람양성이라고 하면 일반적으로 구균

〈예외 2〉
*Clostridium*속은 혐기균이다.
→ 편성 혐기균은 많지 않다.

〈예외 3〉
*Clostridium*속은 아포형성 간균이다.
→ 일반 세균은 아포를 형성하지 않는다.

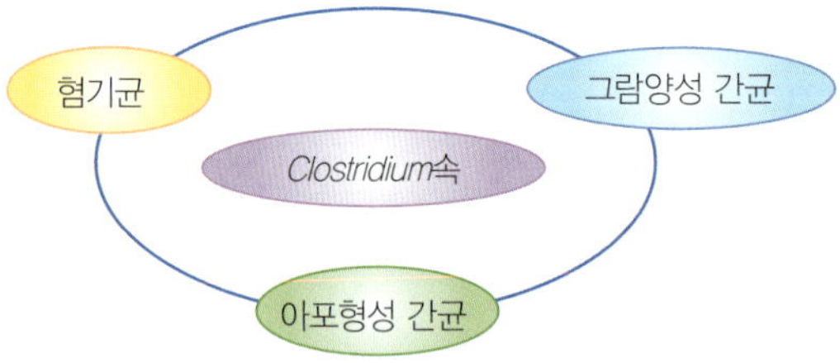

[그림 2-6] Clostridium속은 예외 투성이

6 세포내 기생세균

면역계와 세균과의 싸움을 생각할 때 세균이 인체의 세포내에 침입한다는 것은 커다란 의미를 가지고 있다. 세포내에 숨어버린 세균에는 항체가 결합할 수 없기 때문에 「체액면역」이 효과가 없다. 따라서 인체에서는, 침입을 당한 세포를 백혈구가 잡아먹는 「세포면역」을 발동함으로써 「세포내 기생세균」에 대처해야 한다. 면역과 세균과의 싸움은 뒤에서 자세히 설명하기로 하고, 지금은 우선 **「세포내 기생세균」**에 **"항산균"**, "*Rickettsia*", "*Chlamydia*"가 있다는 것을 기억해 두자.

C 세균의 구조

II

세균은 핵막을 가지고 있지 않은 단세포생물(원핵생물)이다.

대부분의 세균에 공통된 기본구조로서 세포벽, 핵양체(nucleoid), 리보솜, 세포막, 세포질이 있으며, 세균에 따라서는 편모, 섬모, 협막 등의 특수 부속기관을 가지고 있다. 또, 세포질에 염색체와는 별도로 고리모양 DNA인 플라스미드를 가지고 있다.

※ 세균은 염색체가 1개뿐이며 핵막이 없다

1 세포의 구조

세균의 구조는 '세포벽'이라 불리는 단단한 막으로 둘러싸여 있고, 그 아래로 지질 이중층(lipid bilayer)으로 구성된 세포막이 있다.

이 세포벽은 사람의 세포에는 없다. 이 외에도 세균에 따라서는 협막(capsule), 점액층(mucin), S-layer protein, 편모, 섬모 등과 같은 구조를 갖는 것이 있다. 이들 구조는 외부 환경으로부터 몸을 보호하고 운동을 하며 숙주에 부착하는 데 도움을 준다. 세포 외측의 구조를 도식으로 나타내면 **그림 2-7**과 같다.

2 세포벽의 구조

세포벽의 구조는 그람양성균과 그람음성균이 다르다. 그러나 peptidoglycan이라는 공통의 구성 물질도 가지고 있는데, 이것은 당과 peptide가 혼합된 거대한 분자이다.

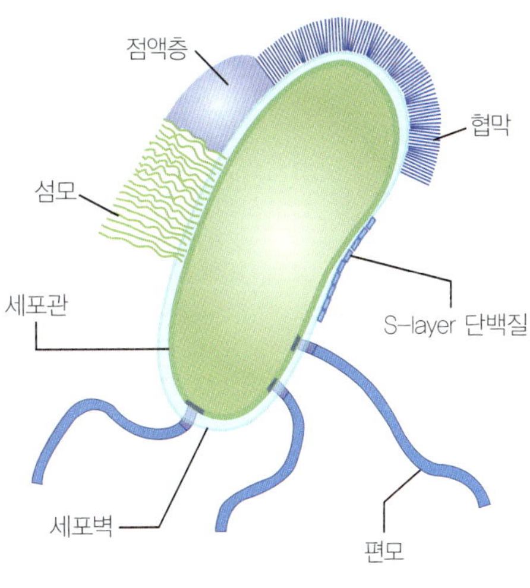

[그림 2-7] 세균(bacterium)의 외측 모형도

D 세균의 생활환경

세균들은 살아가는 환경에 대한 취향이 각기 달라, 산소가 있으면 자라지 않는 것도 있고 농도가 진한 식염수를 좋아하는 것도 있으며 산성에 약한 것도 있다. 이 중에서 특히 중요한 것은 '산소'의 유무이다. 최종적으로 '혐기균'이 무엇인지에 대해서 이해가 되었다면 그 외의 사항들은 가볍게 읽어 보아도 좋다.

1 산소

세균은 산소와의 관계에 따라 3개의 그룹으로 분류할 수 있다.

- **편성 호기균**(obligatory aerobes) : 산소가 없으면 자라지 못한다.
- **통성 호기균**(facultative aerobes) : 산소의 유무에 상관없이 자란다. 그러나 있으면 도움이 된다.
- **편성 혐기균**(obligatory anaerobes) : 일반적으로 편성 혐기균을 줄여서 '혐기균'이라고 한다. 산소가 있으면 자라지 않는다.

편성과 통성의 차이는 '산소에 대한 필요성'의 차이이다. 이 3가지를 그림으로 나타내 보면 다음과 같다**(그림 2-8)**.

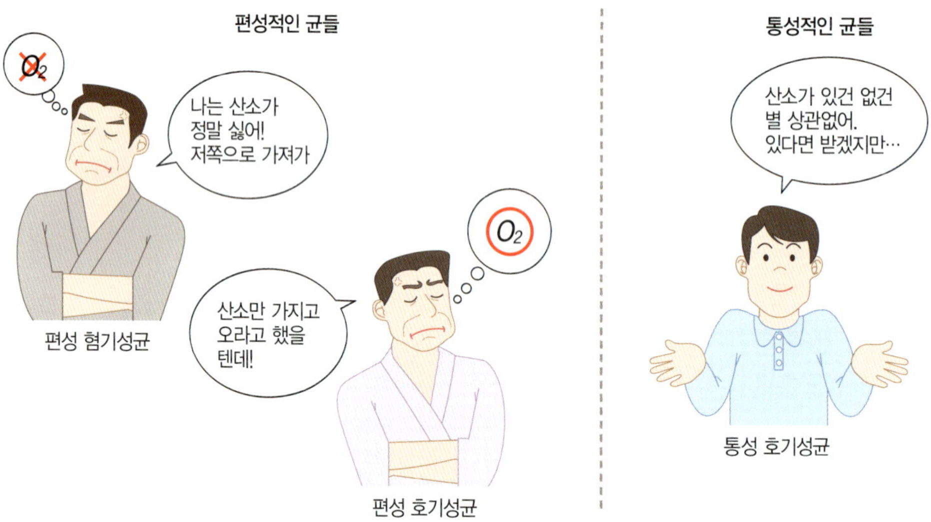

[그림 2-8] 편성적인 균과 통성적인 균

ADVANCED STUDY

세균의 생활환경

식염

세균은 Na나 Cl이 없어도 살 수 있다. 단, 바닷물에서 생식하고 있는 세균이 살기 위해서는 바닷물과 동일한 NaCl의 농도(3.5%)가 요구된다. 예를 들면, 장염 비브리오(*Vibrio parahaemolyticus*)는 바닷물에서 생식하는 세균이다. '장염 비브리오하면 날생선'이라는 키워드가 있듯이 바다에서 나는 어패류를 날로 먹었을 때에 발생하는 식중독의 원인균으로서 중요하다. 그러나 민물고기를 날로 먹었을 때 나타나는 소화기 증상에서는 장염 비브리오를 의심할 필요가 없다.

산

세균은 일반적으로 중성 조건을 좋아한다. 그 중에는 *V. cholera*와 같이 알칼리를 좋아하고 산에는 약한 세균이 있으며 또, *Helicobacter pylori*와 같이 위산과 같이 산도가 높은 환경 속에서 생육이 가능한 균도 있다.

세균의 증식 장소

세균에는 세포외에서 자라는 것과 세포내에서 자라는 것이 있다. 대부분의 세균은 세포외에서 자라고 세포내에서는 자라지 못하는데, 세포내에서 자라는 세균을 특히 '**세포내 기생세균**'이라고 구분해서 부른다.

또, 세포내에서 증식하는가의 여부도 앞에서 설명한 '편성과 통성'이라는 개념을 이용한다. '통성 세포내 기생세균'이란 세포내에서도 살 수 있고 세포외에서도 살 수 있는 세균이며 '편성 세포내 기생세균'이란 세포내에서만 살아갈 수 있는 세균이다.

참고로 말하면, 바이러스는 세포내에 기생하지 않으면 증식할 수 없는 미생물을 말한다.

세포내 기생세균(미생물)의 예

- 결핵균 : 통성
- *Rickettsia* : 편성
- *Chlamydia* : 편성

TIP

항산균 Acid-fast bacterium이란 무엇인가?

'항산'이란 산에 대항해서 산성 조건에서 살아갈 수 있다는 의미가 아니다. 균을 염색할 때의 특징을 나타내고 있을 뿐이다. 원래 항산균은 그람염색으로 염색되기 어려운 성질을 가지고 있다. 그래서 항산균을 염색할 때에 이용하는 염색액은 그람염색에서 사용하는 붉은 염색액보다 농도가 10배 진한 것을 사용한다. 항산균에서는 지금까지 진한 염색액을 사용해야 염색이 되었다. 그러나 항산균은 한번 염색이 되면 탈색되기 힘든 특징도 가지고 있어 알코올로 탈색시킬 수 없고 더구나 '산'을 사용해도 탈색시킬 수가 없다. 이 때문에 항산균은 붉게 염색된 상태를 유지한다. 항산균 이외의 다른 균(그람양성균이나 그람음성균)은 일단 붉게 염색되지만 '산'에 의해 쉽게 탈색되어 무색이 된다. 항산균이라는 이름은 산을 이용해도 탈색시킬 수 없다(탈색에 저항한다)는 점에서 유래된 것이다.

TIP

콜레라를 삼킨 남자

Koch, R.의 라이벌인 모씨는 Koch가 분리배양한 콜레라균을 많은 사람들 앞에서 삼키며 "이 균은 콜레라의 원인균이 아니다"라고 주장했다고 한다. 실제로 그는 콜레라에 감염되지 않았다. 이것은 그가 '위산과다'였다는 사실과 콜레라균은 산에 약하다는 사실이 서로 맞물려 그를 도운 것이다.

플 러 스 코너

1.위막장염(거짓막창자염)과 대장내시경

위막장염은 *Clostridium difficile*의 감염으로 발생하는 질환으로 점혈성/수양성 설사를 주된 증상으로 한다. 대장내시경에서 황백색 거짓막을 증명하면 진단내릴 수 있다. 대장내시경을 하면 설사가 개선되는 경우가 있는데 그 이유를 알고 있는가? 대장내시경 시행 중에는 시야를 확보하기 위해서 화이버로 공기를 보내 대장(큰창자)을 부풀어 오르게 하는데 이렇게 하면 그때까지 혐기성 상태로 살아왔던 *Clostridium difficile*를 산소가 공격하는 셈이 된다. 따라서 *Clostridium difficile*가 죽기 때문에 설사가 개선되는 것이다. 혐기균이 산소에 약하다는 것을 보여 주는 하나의 예이다.

Ⅲ 바이러스학

바이러스는 크기 20~300nm 정도의 매우 작은 구조체로 전자현미경이 아니면 구조를 볼 수 없다. 자가증식능은 없지만 숙주가 되는 세포를 이용해 증식한다.

무생물과 생물의 특징을 함께 가지고 있다.

바이러스의 특징을 살펴보면 다음과 같다.

1) 가장 작은 병원체

광학현미경으로는 볼 수가 없고, 전자현미경으로 관찰이 가능하다.

2) 유전 정보를 갖는다

유전자로서 DNA나 RNA 중, 어느 한 쪽만을 갖는다. DNA를 갖는 바이러스를 DNA virus, RNA를 갖는 바이러스를 RNA virus라고 한다.

3) 편성 세포내 기생

세포(세균을 포함)에 기생하지 않는 한, 증식이 불가능하다. 또 기생하는 세포에는 특이성이 있다. 예를 들면, HBV(hepatitis B virus)는 간세포에만 기생하고 HIV는 CD4+ cell에만 기생한다. 각각의 막 위에 있는 단백질에 특이적으로 결합해, 각 세포에 들어가서 그 속의 물질을 사용하여 증식한다.

4) 단백질 합성계나 에너지 생산계가 없다

에너지를 스스로 생산할 수 없기 때문에 숙주에서 얻는다.

5) 생물이 아니다

현재 바이러스는 "생물"로서 취급되지 않는다.

19세기말부터 바이러스는 세균이 통과하지 못하는 필터도 통과해 버리는 미세한 병원체로 알려져 있었다. 1935년이 되어서야 결정화되어, 단백질과 핵산만으로 이루어졌다는 사실이 판명됨으로써(1955년) 그 존재가 증명되었다.

바이러스에 관련해서 공부할 때에는 바이러스명과 질환명을 1 : 1로 대응시켜 공부한 다음 세부적인 지식을 익혀 나가자.

「감염/총론」에서는 바이러스의 형태, 분류에 대해 간단하게 파악해 두자. 바이러스의 종류에 따라 발진, 발열 등 감기증상이 주로 나타나는 것, 간염이 주로 나타나는 것, 그리고 증상이 나타나지 않는 것 등 발병 증상이 다양하다. 따라서 바이러스의 이름이 많이 나오기는 하지만 한번 읽고 나면 바이러스의 전반을 파악할 수 있어 자신이 생길 것이다.

중요도에 따라 바이러스를 순서대로 열거하면 다음과 같다.

- Hepatitis virus
- HIV
- Herpes virus

편성 세포내 기생세균

세균 중에는 바이러스와 같이 반드시 세포내에 기생하는 것이 있는데 바로 *Chlamydia*와 *Rickettsia*이다.

A 바이러스의 형태

1 Virion이란 무엇인가?

바이러스가 감염세포에 기생하고 있을 때에는 증식은 할 수 있어도 감염시키는 일은 불가능하다(**그림 3-1**).

그러나 증식 후 감염세포에서 나와, 다음으로 감염시킬 세포를 찾고 있을 때의 바이러스는 증식은 할 수 없어도 감염력은 가지고 있다. 이때의 바이러스의 형상은 「입자모양」이기 때문에 이 바이러스 입자를 「Virion」이라고 한다. 즉, Virion의 형태는 증식할 재료가 없기 때문에 증식할 수는 없지만, 골격이 있고 유전정보를 가지고 있기 때문에 감염시킬 수가 있는 것이다. Virion은 바이러스의 종류이지만 형태는 바이러스와는 약간 다르다고 할 수 있다.

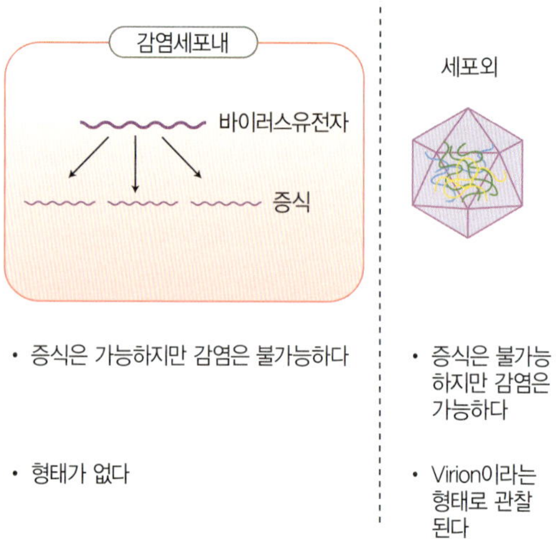

[그림 3-1] 감염세포내와 세포외의 Virus

2 Virion의 기본구조

우리가 알고 있는 바이러스의 형태는 virion의 형태이다. 모든 virion에 공통되는 기본구조는 core와 capsid이다.

Core는 DNA 혹은 RNA에 해당하고, capsid는 core를 둘러싸는 단백질로 core를 보호하는 역할을 한다. core와 capsid를 합쳐서 nucleocapsid라고 한다(그림 3-2 a).

이 외에도 envelope라는 구조가 있는데, 이것은 일부의 바이러스만 가지고 있다. 2중의 막으로 되어 있으며 막에는 바이러스 유전자 유래의 spike라고 하는 당단백질이 꽂혀 있다(그림 3-2 b).

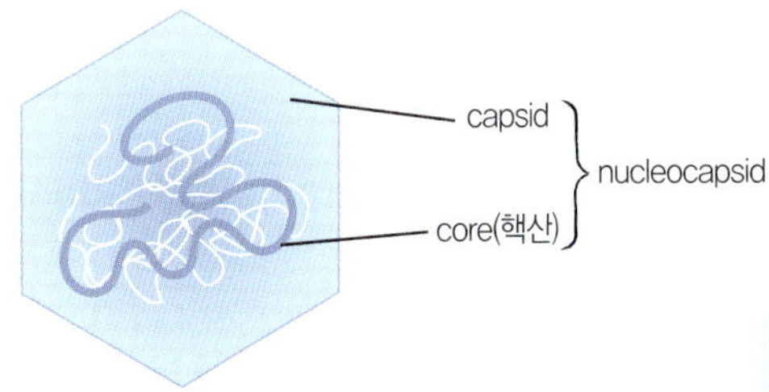

a. core와 capsid

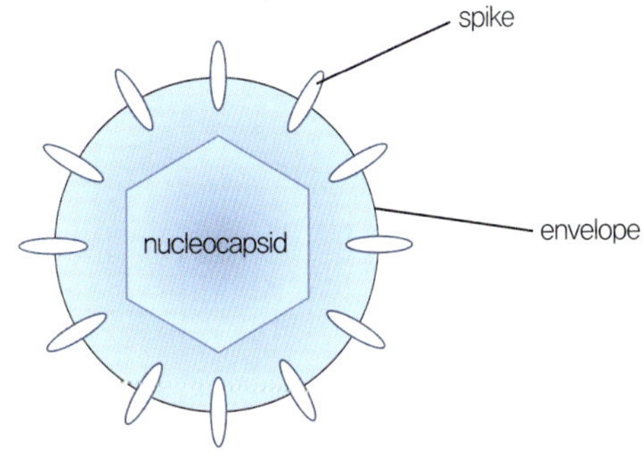

b. envelope

[그림 3-2] Virion의 기본구조

ADVANCED STUDY **바이러스학**

어떤 바이러스가 어떤 병의 원인이 되고 있는가? 이것을 1 : 1 대응시키는 것이 여기에서의 목적이다. 들어본 적이 없는 질환이 있다면 대응되는 과목에서 복습하기 바란다. 증상이나 경과 등을 이 기회에 공부하는 것도 좋을 것이다.

바이러스의 정리

1. 전염성 홍반 Parvovirus, parvoviridae

Parvo란 작다는 의미이다. 여기에서 기억할 것은 단 1가지, humanparvovirus B19이다. 소아의 「전염성 홍반」의 원인이라는 것, 「적혈구의 전구세포(erythropoietin 감수성세포)」를 감염시켜 조혈장애를 일으킨다는 것, 임산부를 감염시켜 「태아수종」을 초래한다는 것, 그리고 유전성 구상적혈구증(hereditary spherocytosis) 환자를 감염시켜 용혈을 악화시킨다는 것 등 4가지가 키포인트이다.

* parvovirus B19
- 전염성 홍반의 원인
- 급성 red cell aplasia를 일으킨다 (특히, 용혈성 빈혈 환자에서)
- 태아수종(hydrops fetalis) (임산부를 감염시킨 경우)
- 유전성 구상적혈구증(HS) 환자에서 용혈을 악화시킨다.

2. Papovavirus(papovaviridae)

Papilloma virus(유두종 바이러스), polyoma virus(암, 육종다발 바이러스), SV40 virus(일명 vacuolating agent)에서 두 글자씩 취해 papova라고 명명했다.

Papilloma virus는 이름 그대로「유두종」을 유발하는 바이러스이다. 사람에게 감염시키는 것을 human papilloma virus(HPV)라 하며, 60가지 이상의 형태가 알려져 있다.

3. Adenovirus(adenoviridae)

인두편도비대(Adenoid)에서 분리된 바이러스에서 유래하여 붙여진 이름이다. 형태는 40가지 이상으로, 인두편도비대와는 전혀 관계가 없는 것도 많이 있다. 인두와 눈을 감염시키는 경우가 많다.

4. Herpesvirus(herpesviridae)

바이러스학에서 중요한 부분이다. Herpesvirus과에 속하는 바이러스(virus)는 사람에 대해서 병원성을 가지고 있는 것이 많아, 대부분 잘 알고 있는 것들이다. 다음의 5가지는 잘 알려져 있는 것들이다.

- Herpes simplex virus type 1(HSV-1) : HHV-1
- Herpes simplex virus type 2(HSV-2) : HHV-2
- Varicella zoster virus(VZV) : HHV-3
- Cytomegalovirus(CMV) : HHV-4
- Epstein-Barr virus (EBV) : HHV-5

5. Hepadna virus(hepadnaviridae)

Hepadna의 hepa는 간염(hepatitis)에서 유래했으며 dna는 DNA virus를 나타내고 있다.

간염 virus 중에서 DNA virus는 B형 간염(hepatitis B)바이러스(virus)(virus)뿐이다.

6. Poxvirus(poxviridae)

1980년에 WHO가 근절을 선언한「천연두 virus」는 천연두 바이러스/전염성 연속종 바이러스(poxvirus) 종류이다.

7. Picornavirus(picornaviridae)

Pico란 작다는 의미이며 rna는 RNA virus라는 것을 의미한다(참고로 말하면, 앞에서 말한 전염성홍반(parvovirus)은 일명 picodna virus라고도 한다.

ADVANCED STUDY 바이러스학

바이러스 감염증의 분류

1. 시간에 의한 분류

체내의 바이러스 양과 증상의 시간경과로 분류한다. 먼저, 급성 감염과 지속 감염으로 크게 분류한다. 지속 감염은 다시 잠복 감염, 만성 감염, 지연 감염의 3가지로 분류할 수 있다(그림 3-3).

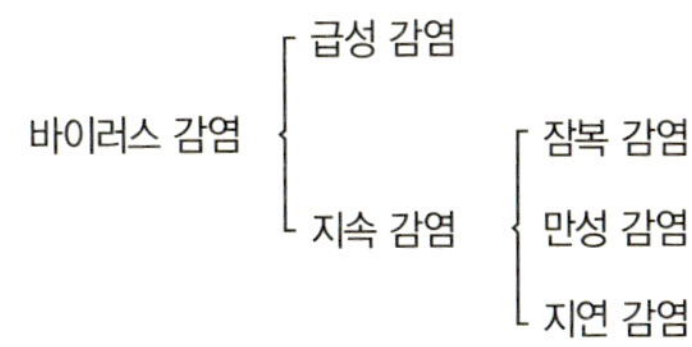

[그림 3-3] 바이러스 감염의 병형(시간)

1) 급성 감염 Acute infection

대개 1개월 정도의 경과로 치료되는 것을 급성 감염이라고 한다. 바이러스 감염 후, 잠복기를 거쳐 급격하게 발병하고 치유된다.

급성 감염의 특징은 감염 후에 바이러스가 체내에서 소실된다는 점이다.

구체적인 예로는

- Influenza virus
- Rubella virus

등이 있다.

2) 잠복 감염 Latent infection

초기 감염 후의 급성기를 거친 다음, 체내의 어딘가에 잠복한다. 잠복하고 있는 동안은 바이러스를 검출할 수 없으며 전혀 증상이 나타나지 않지만, 어떤 원인에 의해 바이러스가 활성화되면 급성 증상을 나타낸다. 구체적인 예는 다음과 같다.

- Herpes simplex virus type - 1, 2
  (HSV - 1, HSV - 2)
- 수두 · 대상포진 바이러스
  (Varicella zoster virus : VZV)
- 홍역 바이러스(SSPE)
  (지연 감염되는 경우가 많다)

3) 만성 감염 Chronic infection

첫 감염 후(현성, 불현성을 불문하고) 장기간에 걸쳐 바이러스가 체내에서 검출되는 경우가 있다. 이것은 체내에서 바이러스의 증식이 만성적으로 진행되고 있음을 나타낸다.

만성 감염을 일으키는 바이러스는 다음과 같다.

- Hepatitis C virus(HCV)
- HIV
- HTLV
- Cytomegalovirus(CMV)

4) 지연 감염 Slow infection

지금까지 지연 바이러스 감염 내에 Creutzfeldt Jakob병 등의 프리온병(prion disease)도 포괄되어 있었지만, 과학의 진보에 따라 프리온병은 독립되었다. 결국 기억해야 할 것은 2가지이다.

- 홍역 바이러스인 「SSPE」
- JC virus인 「PML」

2. 증상에 의한 분류

바이러스에 감염되어도 발병하지 않는 경우를「불현성 감염(inapparent infection)」이라고 하며, 감염 후에는 급성 감염과 같이 체내에서 바이러스가 소실되어 버린다. 이에 비해서 감염 후에 발병하는 것을「현성 감염(apparent infection)」이라고 하며**(그림 3-4)**, 감염 후에 발병할 확률을「현성 발병률」이라고 한다. 현성 발병률이 낮은 것은 불현성 감염이 많다는 것을 의미한다. 예를 들어 우리들은 poliovirus에 감염되어도 거의「polio」를 발병하지 않는다.

그러나 홍역 바이러스에 감염되면 거의 100%의 확률로 발병한다**(표 3-1)**. 또한 잘 알려져있는 헤르페스바이러스도 성인의 90%는 불현성 감염을 하고 있다. 그중에서 일부 사람들만이 수두 등의 증상을 나타낸다. 이와 같이 바이러스에 따라 현성 발병률이 달라지는 원인에 대해서는 아직 밝혀지지 않았다.

바이러스 감염
- 현성 감염
- 불현성 감염

[그림 3-4] 바이러스 감염의 병형(증상)

바이러스	증상	감염시 연령	불현성/현성비	현성 발병률(%)
polio virus	마비	소아	100~1,000 : 1	0.1~1
EB virus	전염성 단핵구증	1~5세 6~15세 16~25세	>100 : 1 10~100 : 1 2~3 : 1	1 1~10 25~30
HAV (hepatitis A virus)	황달	〈5세 5~9세 10~15세 성인	20 : 1 11 : 1 7 : 1 2~3 : 1	5 8 12 25~30
Rubella virus	발진	5~20세	2 : 1	30
Influenza virus	발열, 기침	청년	1.5 : 1	40
Measles virus	발진, 발열	5~20세	1 : 9	90
Rabies virus	중추신경 증상	전 연령	0 : 100	100

[표 3-1] 각종 바이러스 감염증에서의 현성 발병률

3. 발병 부위에 의한 분류(국소 또는 전신)

바이러스가 숙주에 감염해서 증식할 때의 유형은 다음과 같다(그림 3-5).

① 특정 부위에 침입해 그곳에서 증식한다. 여기에서 멈추면 국소감염이다.
② 그 후, 혈류를 타고 전신으로(viremia) 간다. 여기까지 오면 전신감염이다.
③ 표적 장기에서 증식한다.

①의「특정 부위」란 피부나 기도점막, 장관점막 등 체표면이다. 여기에서 증식이 끝나면「국소감염」에 그친다. 그러나 다시 바이러스혈증(viremia)을 거쳐 바이러스가 전신으로 흩어지면「전신감염」으로 이행된다. 바이러스에는 국소감염에서 멈추는 것과 전신감염으로 진행하는 것이 있다. 아래에 국소감염을 일으키는 바이러스를 몇 가지 열거한다. 여기에 열거되지 않은 바이러스의 대부분은 전신감염을 일으킬 수 있는 바이러스이다.

국소감염을 일으키는 바이러스

- **피부**
  - HPV(human papilloma virus)
- **호흡기**
  - Influenza virus
  - Parainfluenza virus
  - RS virus
  - Rhinovirus
- **비뇨생식기**
  - HPV(human papilloma virus)
- **장관**
  - Rotavirus

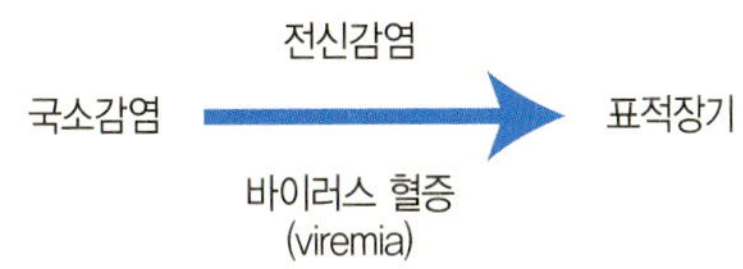

[그림 3-5] 바이러스 감염의 병형(발병부위)

ADVANCED STUDY **바이러스학**

장기감염증

국소감염과 전신감염을 함께 살펴보기로 하겠다. 앞에서 열거한 바이러스명을 다시 한번 정리해 보기로 하자.

1) 호흡기 감염증

Influenza virus, Parainfluenza virus, Rhinovirus, RS virus, Adenovirus, Enterovirus 등 많은 virus가 다양한 호흡기 증상을 나타내는데, 여기에서는 요점만 기억하도록 하자.

- **비염**(감기, 코감기), 인플루엔자
  Rhinovirus
- **인두염**
  Influenza virus 등
  (1:1 대응이 곤란)
- **인두결막열**
  Adenovirus
- **삼출성 편도염**
  Adenovirus
- **인두염(Croup 증후군)**
  Parainfluenza virus
- **급성 세기관지염**(영유아, 겨울)
  RS virus
- **폐렴**
  RS virus 등
  (1:1 대응이 곤란)
- **SARS**

2) 피부 감염증(바이러스성 발진)

바이러스 감염증에는 발진을 일으키는 질환이 많다. 여기에는 국소감염과 전신감염이 있다. 「발열」을 일으키는 바이러스성 발진은 모두 「전신감염」이다.

- **홍반**이 나타나는 것

• 홍역(Measles)	Measles virus
• 풍진(Rubella)	Rubella virus
• 특발성 발진	HHV-6
• 전염성 단핵구증 (infectious mononucleosis)	EBV
• 전염성 홍반 (erythematosus)	human parvovirus B19
• Gianotti병	HBV

- **수포**가 형성되는 것

• 수두(chicken pox) • 대상포진(shingles)	VZV (varicella zoster virus)
• 수족구병(hand-foot-mouth disease) • Herpangina	Coxsackievirus 등

- 기타

• 심상성 증식증 (wart, verruca) • 편평 증식증 (vegetation) • Condyloma acuminatum	HPV(human papilloma virus)
• 전염성 연속종 (Molluscum contagiosum)	Poxvirus

III

3) 중추신경계 감염증

뇌수막염과 뇌염을 일으킨다. 그리고 특히 중요한 것은 지연감염이다.

- **바이러스성 뇌수막염**(무균성 수막염〈viral meningitis〉)
  Enterovirus속(가장 많다)
  Mumps virus
- **바이러스성 뇌염**(viral encephalitis)
  HSV(가장 많다)
  일본 뇌염
- **지연성 바이러스 감염증**(slow virus infections)
  Measles virus(SSPE)
  JC virus(PMLE)

4) 소화기 감염증

Rotavirus와 간염바이러스만 알아두자.

- **영유아 구토설사증**(겨울)
  Rotavirus
- **바이러스성 간염**(viral hepatitis)
  A~E까지의 간염바이러스
- **바이러스성 위장염**

5) 눈 감염증

3가지를 기억하자. 이것 외에는 HSV-type 1형이 각막결막염을 일으킨다(잠복 감염 : 삼차신경 제1가지)는 것을 기억해 두면 충분하다.

- **급성 출혈결막염**(AHC)
  Coxsackievirus group A 24형
  Enterovirus 70형
- **유행성 각막결막염**(EKC)
  Adenovirus 8형 등
- **인두결막열**
  Adenovirus 3형 등
- **단순 헤르페스 각막결막염**
  형광(fluorescein)염색소견으로 「수지상 각막염」, 「지도상 각막염」이라고도 한다. Acyclovir를 점안해서 치료한다.
  또 IV형 알레르기 반응의 결과, 실질형 각막염을 일으키는 경우도 있다. 이때에는 스테로이드(steroid)를 내복 투여한다.

6) 비뇨·생식기 감염증

- **출혈성 방광염**(hemorrhagic cystitis)
  Adenovirus 11형
  (「cyclophosphamide의 부작용」으로 「출혈성 방광염」이 발생하기도 하지만, 감염증에서는 adenovirus 11형이 원인이다)
- **음부 헤르페스**
  HSV type 2
- **Condyloma acuminatum**
  HPV
- **신증후성 출혈열**

TIP

모자감염

모자감염이란 어머니로부터 아이에게 병원체가 전파되는 것이다. 80세의 할머니가 50세의 아들에게 감기를 전염시켰다고 해서 모자감염이라고 하지는 않는다. 모자감염으로 취급하는 것은 주산기로 국한되며 다음의 3가지로 분류된다.

모자감염 { 태반 감염 / 산도 감염 / 모유 감염 }

분만 전에 태반을 통해 태내에서 감염되는 것을 「태반 감염」, 분만 중에 산도내에서 감염되는 것을 「산도 감염」, 분만 후에 모유를 통해 감염되는 것을 「모유 감염」이라고 한다. 수직감염이라는 말도 자주 나오는데 모자감염과 같은 의미이다. 모자 감염에 대해서는 산과, 소아과에서 자주 출제 되므로 표 A를 참고하기 바란다.

- **선천성 바이러스 감염증**

① 선천성 풍진 증후군 – Rubella virus

② 세포거대포함병 – CMV

③ 태아수종 – human parvovirus B19

- HBV

산도를 통한 감염이 많다(태반을 통한 감염도 있다)

보균자가 된다

- HTLV–I

모유감염

시기	경로	풍진	CMV	herpes	수두	HBV	HPV	ATLV	HIV	parvo
출생전	태반	○	○	○	○	○	○		○	
출생시	산도		○	○	○	○	○		○	○
출생후	모유		○					○	○	

[표 A] 주요 모자 바이러스 감염증의 종류와 감염시기

7) 혈액감염증

혈액세포에 특이적으로 감염하는 바이러스가 있다. 혈액세포에 감염한 후에는 2갈래의 경로로 나뉘어지는데, 하나는 혈액세포를 종양화하는 것이고 또 하나는 혈액세포를 파괴하는 것이다(**그림 3-6**).

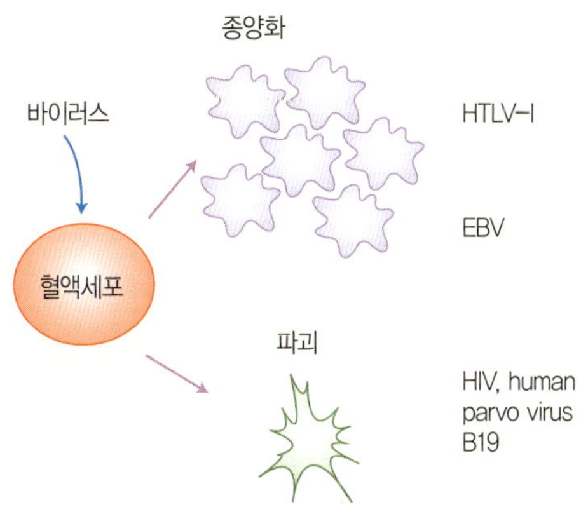

[그림 3-6] 혈액감염증

(1) 세포를 종양화하는 것"

① Burkitt's lymphoma, 전염성 단핵구증(infect-ious mononucleosis)

EBV가 B - cell에 감염 → 종양화

② Adult T-cell leukemia ATL

HTLV - I이 T - cell(CD4+)에 감염 → 종양화

(2) 세포를 파괴하는 것

① 용혈빈혈 환자의 급성 적혈구 무형성 (red cell aplasia), 무형성 발작

- Human parvovirus B19가 적혈모구(erythro-blast) 전구세포에 감염 → 파괴

② AIDS

- HIV가 T - cell(CD4+)에 감염 → 파괴

다음은 혈액세포에 감염하는 것으로 알려져 있지만, 병태에 어떻게 관여하고 있는지는 알려져 있지 않은 바이러스이다.

③ 홍역 virus

- T - cell

④ HHV-6…돌발성 발진

- T - cell(CD4+)

⑤ HTLV-II…hairy cell leukemia

- T - cell(CD8+)

8) 순환기 감염증

Coxsackievirus group B가 심근염을 일으킨다고 알려져 있다.

ADVANCED STUDY 바이러스학

바이러스 감염증의 새로운 전개

Retrovirus는 바이러스학에 새로운 방향을 제시해 주고 있다. 바로 종양화와 면역결핍이다. 종양화에 관련된 바이러스로는 HPV, EBV, HTLV - I 등을 소개했는데, 이외에도 많이 있으며 그 연구가 활발하게 진행되고 있다. 면역결핍에 관해서는 HIV를 중심으로 연구가 진행되고 있다.

HIV 외에도, 홍역바이러스에 감염된 사람은 투베르쿨린 반응이 음성화되는데, 이것은 홍역바이러스가 T - cell에 감염한다는 것과 관련이 있다.

이와 같이 바이러스학은 발전을 거듭하고 있다.

전염단핵구증 핵심정리

병태생리로 보는 전염단핵구증

EB바이러스(Ebstein-Barr Virus : EBV)가 B세포에 감염하여, 감염세포를 배제하기 위해 면역 · 염증이 유발되는 질환이다.

병 인	• 일반적으로 타액을 통하여 감염되므로 Kissing Disease 라고도 불린다. • 주로 사춘기에 감염되며 10~20대 젊은 층에서 호발한다.
병 태	• 전염단핵구증의 원인균인 EBV는 3세까지 약 80%에서 첫 감염을 일으키지만, 무증상 감염으로 끝나는 경우가 많다. • 사춘기 이후 EBV에 첫 감염을 일으키면 전염 단핵구증을 발병하기 쉽다. • EBV는 Burkitt 림프종, 상인두암 등의 악성 종양의 발병에도 관여한다.
증 상	• 오르내림열(이장열) • 전신림프절 종대(특히 목 부분) • 눈꺼풀 부종 • 인두통 • 편도염 • 발진(피부, 입천장의 홍반) • 간비장비대

진단 및 검사	• 말초혈액 속의 이형림프구 증가(진한 호염기성 세포질) • Paul-Bunnel 반응 양성 • WBC 증가, AST·ALT 상승 • EBV 항체가를 측정하여 확정진단한다. • VCA-IgM, VCA-IgG, EBNA 3종류의 항체를 측정한다.
치료	• 심각한 합병증이 없는 한, 기본적으로 안정과 대증요법을 위주로 한다. • 비스테로이드성 항염증제 • 세균 감염 합병이 의심되면 페니실린계는 피진을 일으키므로 금기이다. • 항바이러스제는 효과가 없다.

풍진 핵심정리

III

병태생리로 보는 풍진

풍진은 약 2주일간의 잠복기를 거쳐 발열과 함께 전신에 홍반을 나타내는 감염증으로서, togavirus과의 rubella virus에 의해 발병한다. 전신증상은 홍역에 비해 가벼워, 발병 후 며칠 지나면 열과 발진은 사라진다. 성인에 발병한 경우에는 고열과 폐렴 등의 합병증을 일으키는 경우가 있다. 합병증으로는 뇌염, 관절염, 특발성 혈소판감소성 자반병(ITP)이 있다.

병 인	• 풍진 바이러스의 감염
병 태	• 선천성 풍진 증후군이 문제가 되며 임신부가 풍진에 감염되면 태아에게 악영향을 미친다. • 홍역과 달리 카타르 증상은 거의 나타나지 않는다. • 풍진바이러스는 림프절에서 증식하므로 전신의 림프절에서 종창이 나타난다.
증 상	• 잠복기(약 2주) 후 갑작스런 발진으로 발병 • 발열(발진과 동시에 나타남) • 림프절 비대 • 감음성 난청 • 선천성 백내장 • 선천성 심장질환(폐동맥협착, 심실중격결손 등) * **합병증 : 뇌염, 관절염, 특발성 혈소판 감소성 자반병(ITP)**

진단 및 검사	• 특유의 발진, 발열의 관찰 • 풍진 바이러스의 검출 • IgM 항체의 수치가 높음 • 페어혈청에서 HI항체가가 4배 이상 상승하면 확정진단

치료	• 임신 중에 예방접종은 금기이다(발병할 위험이 있으므로). • 12~15개월에 1차 접종을 하고 만 4~6세경 추가 예방접종을 실시한다.

홍역 핵심정리

병태생리로 보는 홍역

홍역은 홍역바이러스(measles virus)에 의한 급성 열성 발진증으로 풍진보다 위중하고 감염력도 상당히 강하다. 항체가 없는 사람은 감염자 가까이에 있으면 발병할 확률이 높다. 폐렴이나 뇌염 · 뇌수막염이나 간기능장애 등 합병증도 다양하다.

병 인	• 홍역 바이러스에 의한 급성 열성 발진증 • 공기감염, 접촉감염, 비말감염 등으로 감염된다.
병 태	• 비말감염에 의해 상기도로 들어가, 점막상피세포 안에서 증식한다. • 편도나 국소 림프절에서 더욱 증식한 뒤 1차 바이러스혈증을 일으키고 전신 장기에 퍼진다. • 급성기 이외의 증상으로는 아급성 경화범뇌염이 있는데 예후가 매우 나쁘다. • 홍역바이러스에 감염되면 95% 이상이 발병하여 무증상 감염은 거의 없다.
증 상	• 약 10일의 잠복기를 거쳐 발열과 함께 콧물, 눈곱, 기침 등의 카타르 증상으로 발병 • 카타르기가 지나면 볼 안쪽 점막에 직경 1mm 정도의 주위가 붉고 작은 회색 반점이 나타나고(Koplik 반점) 그 후 발진이 나타난다. • 38℃대의 2봉성 발열 후, 전신에 홍반, 구진형의 발진이 나타난다. * **합병증 : 폐렴, 뇌염, 뇌수막염, 간기능 장애 등**
진 단 및 검 사	• 홍역 IgM 항체(+) • 홍역 바이러스 분리 • 혈액 검사
치 료	• 기침 및 고열에 대한 대증요법을 실시한다. • 접촉 후 72시간 내에 홍역백신을 접종하거나 6일 내에 면역글로불린 제제를 근육주사하면 발병을 예방할 수 있다.

한타바이러스 질환 핵심정리

병태생리로 보는 한타바이러스 질환

한타바이러스 질환은 전 세계적인 감염으로, 쥐 등의 야생 설치류의 배설물에 존재하는 바이러스가 공기 중에 떠돌다가 호흡기를 통해 감염되며 사람 간 전파는 되지 않는다. 사망률은 폐 증후군에 의해 50% 정도이다. 인간에게서 급성 호흡부전 증후군을 포함한 신증후군, 폐 증후군과 출혈성 열의 증상을 나타낸다. 그중 신증후성 출혈열(유행성 출혈열)은 한타바이러스에 동반되는 신부전을 특징으로 하는 바이러스성 출혈열의 하나이다.

	신증후성 출혈열	한타바이러스폐증후군
병 인	• Hantaan virus • Seoul virus • Puumala virus	• Sin Nombre virus
병 태	• 쥐 등의 자연 숙주에 존재하는 바이러스가 체내 감염 • 숙주의 분뇨에 오염된 먼지나 음식물로부터 기도나 경구를 통해 감염 • 잠복기간은 2~3주일	• 쥐를 매개로 하여 감염하며 주로 폐에 장애를 일으킨다.
증 상	• 발열, 결막염, 피부의 점상출혈 등 출혈열 증상 후 쇼크증상 • 신장증상(단백뇨, 혈뇨) → 중증화되면 핍뇨로 인한 신부전	• 결막이나 피부의 점상출혈이 나타나지 않는 경우가 많다. • 비특이적 증상(발열, 근육통, 관절통) → 중증화되면 폐부종 (호흡부전, 빈맥 발생, 사망률이 높다)
진단 및 검사	• 혈청 속 특이적 IgM항체가 증명되면 확정진단한다.	
치 료	• 대증요법 – 신장 장애나 출혈에 의한 쇼크 관리	

Ⅳ 진균 질환 Fungal disease

A 내과와 피부과에서의 진균질환은 무엇이 다른가?

피부과에서 다루는 진균증에는 피부 표면의 감염인 표재성 진균증(족부백선 등), 진피에 육아종 등이 형성되는 심재성 진균증(chromomycosis 등)이 있는데, 모두가 피부에 국한해서 감염하는 진균을 다루며 폐나 중추신경에 감염하는 진균은 다루지 않는다.

진균은 인체에 대한 친화성이 각기 달라, 각질을 좋아하는 것, 피하조직을 좋아하는 것, 혀파를 좋아하는 것 등 다양한 진균이 존재한다.

내과에서 다루는 진균증은 심부 장기에서 나타나는데, 건강한 사람에게는 거의 나타나지 않는다. 중요한 것은「면역억제나 면역결핍」등 저항력이 약한 사람에 대한 진균 감염증이다. 반면, 피부과에서 배우는 진균은 주로 건강한 사람이라도 감염될 수 있는 것이 많다. 피부과에서 다루는 대표적인 진균은 무좀의 원인인 백선균이다.

여기에서는 면역기능이 저하된 상태에서는 어떠한 진균에 감염되는가, 거꾸로 어떠한 원인으로 면역기능이 저하되는가 하는 것이 공부의 요점이다.

B 진균증 Fungal infection

진균질환에는 3가지 패턴이 있다.

· 진균증
· 진균독증
· 알레르기

진균증은 진균이 감염하는 부위, 특히 깊이에 의해 분류된다(그림 4-1).

각질이나 점막과 같은 몸의 표면을 침범하는 것을 「표재성 진균증」이라 하는데, 이 표재성 진균증이 진균증 전체의 90%를 차지한다. 여기에 대립되는 개념이 「심재성 진균증」으로, 「피하(진피) 진균증」과 「심부 진균증」으로 나누어진다.

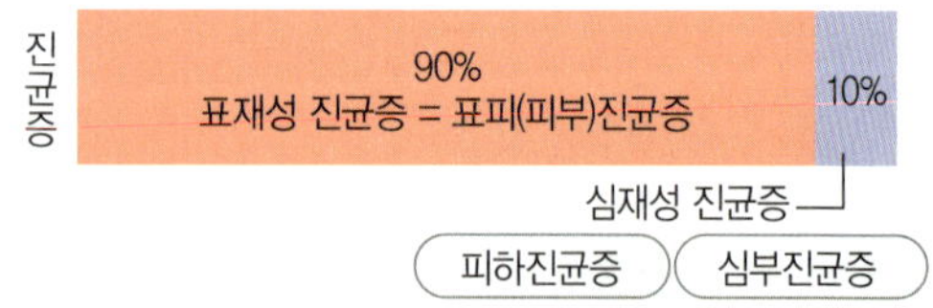

[그림 4-1] 진균증의 분류

피부과에서 다루는 것은 주로 표재성 진균증과 피하진균증이며, 내과에서 다루는 것은 주로 심부진균증과 피하진균증이다.

1. 진균증의 분류

1) 표재성 진균증 Superficial mycosis

일명, 「피부진균증」이라고 하는데, 대부분 피부사상균(형태로서는 사상균이며, 피부의 각질에 친화성이 있는 균)에 의해 발생하며, 피부진균증의 88%를 차지한다. 피부사상균은 「백선균」으로 기억하면 된다. 나머지 9%가 「*Candida albicans* 등」에 의한 「피부칸디다증(candidiasis)」(그림 4-2)이며 나머지 3%가 「*Malassezia furfur*」에 의한 「어루러기(pityriasis versicolor)」이다.

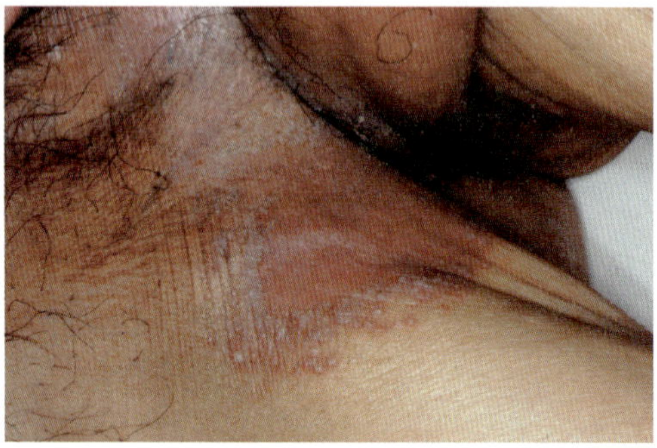

[그림 4-2] 칸디다증

이상의 백선, 피부 칸디다증, 어루러기에 대해서는 피부과에서 확실하게 공부하기 바란다.

2) 피하진균증 Deep cutaneous mycosis

토양 속의 진균이 외상을 통해 침입해, 주로 사지의 피부(진피)와 피하조직에 농양 또는 육아종을 형성한다. 열대지방에서 많이 볼 수 있는 진균증이다. 동양에서 볼 수 있는 피하진균증은 *Sporothrix schenckii*에 의한 스포로트릭스증(sporotrichosis)이다. 다양한 증세를 나타내지만**(그림 4-3)**, 치료에 잘 반응한다.

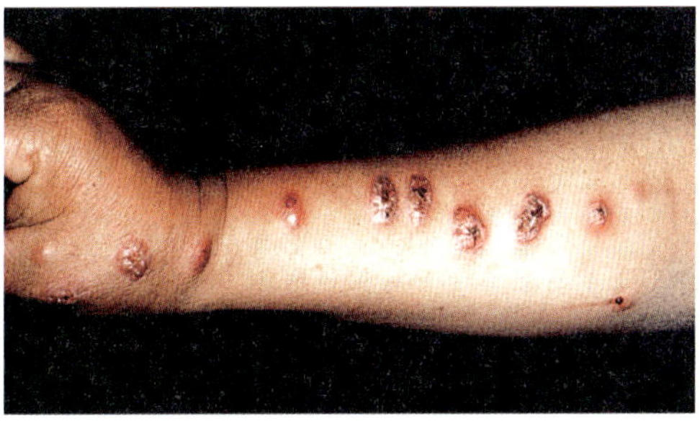

[그림 4-3] Sporotrichosis

이 외의 피하진균증으로는 색소진균증(chromomycosis)이 있다.

열대에서 아열대에 걸쳐 호발하는「균종」이라는 질환개념이 있다. 방선균류(*Actinomyces*)를 이해하기 위해서는 반드시 공부하고 넘어가야 한다.

3) 심부진균증 Deep mycosis

면역저하숙주(immunocompromised host)에 대한 기회감염으로서 중요한 진균증이다. 「*Candida*」, 「*Aspergillus*」, 「*Cryptococcus*」, 「*Mucor*」 등 4가지 진균이 특히 중요하다. 이들 진균증은 해마다 증가하고 있는데. 그 이유 중의 하나는 화학요법의 진보에 따라 예후가 불량한 혈액질환 환자가 늘고 있다는 데에 있다. 면역억제제나 부신피질스테로이드제의 사용으로 면역저하숙주가 증가하고 있다. 물론 항진균제도 진보하고 있다.

또, 폐포자충폐렴(*Pneumocystis carinii* pneumonia)의 원인균인「*Pneumocystis carinii*」는 이전에는「원충」으로 취급되었지만 근래에는「진균」으로 취급되고 있다.

TIP

균종

균종은 피부에서 피하에 걸쳐 화농성 육아종을 형성하며, 심한 종창, 누공(fistula)형성, 과립의 존재를 특징으로 하는 질환이다. 외상을 통해서 토양 속에 존재하는 균이 침입해 병변을 형성하기 때문에 노출부, 특히 발에 많이 발생한다.

원인으로는「호기성 방선균(Nocardia가 대표)」과「진균」이 있다. 호기성 방선균에 의해 발생하는 것을「방선균성 균종」이라 하고, 진균에 의해 발생하는 것을「마두라 진균증」이라고 한다. 인도의 마두라시에서 농사를 짓는 사람들의 발에 많이 나타났기 때문에 마두라족(madura foot)이라고 불렸던 것이 그 명칭의 유래가 된다.

V 원충 감염증

1 원충의 개념

원충은 진핵생물 중에서도 가장 원시적인 단세포 생물이다. 원충은 넓은 의미의 기생충에 포함되지만, 다세포 생물인 연충만을 가리켜 기생충이라고 하는 경우가 있다(협의의 기생충). 단세포 진핵생물이라는 점에서는 일부의 진균과 공통되지만, 원충은 운동성을 갖고 있다는 점, 세포벽을 갖지 않는다는 점 등에서 진균과는 구별된다.

V

2 원충 감염증 Protozoan infection

원충 감염증의 주된 유행지역은 열대 · 아열대 지역이며, 말라리아를 중심으로 매년 많은 사망자가 발생하고 있다. 그 유행의 배경에는 원충을 매개하는 곤충의 서식지라는 지리적 조건과, 수도시설 정비나 위생대책의 지연 등의 요인이 있다.

1. 말라리아 Malaria

1) 정의

말라리아 원충은 학질모기에 의해 전파되어, 인체내에 침입해 잠복기를 거쳐 발열, 빈혈, 비장비대 등 여러 증상을 나타낸다. 열대열말라리아는 아프리카에 많으며, 삼일열말라리아는 동남아시아나 라틴아메리카 지역에 많다.

2) 말라리아의 분류와 발열형태

사람에 감염하는 말라리아 원충에는 삼일열말라리아, 난형열말라리아, 사일열말라리아, 열대열말라리아의 4종류가 있다.

우리나라의 수입 감염 예로서 빈도가 높은 것은 삼일열말라리아와 열대열말라리아이다. 특히 후자는 중증화되기 쉽고, 생명과도 관련성이 높다.

말라리아에 감염되면 원충의 분열간격에 대응하여 주기적인 발열(열발작)을 일으킨다. 열발작은 급격히 발열이 시작되어 30분~수 시간 동안 오한과 떨림 증상을 보이다가, 급속히 평열로 돌아오는 증상이다. 발열 주기는 원충의 종류에 따라 다르지만(삼일열 · 난형열말라리아 : 48시간, 사일열말라리아 : 72시간) 열대열말라리아의 경우는 일정하지 않고 연일 고열이 지속된다.

① 삼일열말라리아(tertian malaria)

아시아, 태평양 주변 국가, 중남미에서 가장 흔히 볼 수 있다.

증식과정에서 휴면체를 형성하기 때문에 재발방지를 위한 치료가 요구된다.

② 난형열말라리아(ovale malaria)

감염 적혈구가 난형(卵形)으로 변형되므로 이런 이름이 붙었다. 임상증상과 경과는 삼일열말라리아와 유사하다.

③ 사일열말라리아(quartan malaria)

증식속도가 느리며 잠복기간도 길다. 휴면체는 형성되지 않지만 만성 감염으로 이행하기 쉽고 재발하는 경우도 많다.

④ 열대열말라리아(falciparum malaria)

아프리카 등지에서 유행하는 열대열말라리아는 악성 말라리아라고도 하는데, 치료가 늦으면 목숨을 잃게 된다. 열대열말라리아 원충에 감염된 적혈구는 표면단백이 변화해 모세혈관내피세포에 고착하여 모세혈관을 폐쇄한다. 따라서 열대열말라리아가 진행되면 다양하고 심각한 합병증을 일으켜 중증화하는 경우가 있다. 종래의 약제에 대한 내성주가 문제가 되고 있다.

합병증

- **뇌말라리아** : 경면, 섬망(delirium), 혼수상태
- **신부전** : 핍뇨, 요독증
- **폐부종**/급성호흡곤란증후군(ARDS) : 호흡부전
- **파종혈관내응고증후군**(DIC) : 출혈경향

이 밖에 퀴닌(quinine) 복용 시 등에 일어나는 흑수열(blackwater fever), 저혈당도 합병증으로서 중요하다

3) 감염양식과 증상

말라리아는 열대 · 아열대 지역에 서식하는 학질모기(Anopheles)의 타액에 의해 감염되는 감염증이다. 감염 후 1~4주일 정도의 잠복기를 거쳐, 발열 · 빈혈 · 비장비대를 3징후로 발병하는데, 처음부터 증상이 모두 나타나는 경우는 적고, 전형적이지 않은 경과를 나타내는 경우도 많다.

3징후 외에도 CRP(+), ESR 항진을 동반한다.

삼일열말라리아, 난형열말라리아는 48시간마다, 사일열말라리아는 72시간마다 발열이 나타난다. 열대열말라리아는 발열 간격이 일정하지 않고(36~48시간마다), 급속히 뇌증(혼수), 신부전, 파종혈관내응고증후군(DIC) 등을 초래해 사망하는 경우가 있다.

최초의 열 발작까지는 2주 전후가 걸리지만, 삼일열말라리아는 1년을 넘기기도 한다. 또한 유행

지역의 거주자로 면역이 있거나 예방을 위해 약을 복용하고 있을 때는, 열대열말라리아도 증상이 장기간 나타나지 않는 경우가 있다.

4) 검사 및 진단

말초혈액 도말표본(김자[Giemsa]염색 : pH7.2)을 광학현미경으로 검사해, 적혈구 내에서 말라리아 원충이 검출(대부분의 경우 윤상체[ring form]가 보인다)되면 확정진단을 내린다. 말라리아 원충의 특이 단백을 대상으로 한 시험지 신속진단도 효과적이다.

5) 치료

예방 약제로는 메플로퀸(mefloquine), 클로로퀸(chloroquine), 톡시사이클(doxycycline)린 등이 있으나 부작용에 주의가 필요하다.

열 발작에 대해서는 클로로퀸, 메플로퀸, 설파톡신(sulfadoxine) · 피리메타민(pyrimethamine) 합제가 약제로 사용된다.

삼일열, 난형열말라리아에는 재발 예방을 위해 하루에 프리마퀸(primaquine) 15mg을 14일간 내복시킨다.

말라리아에 대한 제1차 선택약은 클로로퀸이지만, 열대열말라리아 내성주의 출현 및 증가로 문제가 되고 있다. 프리마퀸은 휴면체를 형성하는 말라리아의 재발 방지를 위해 쓰이는 약제이며, 간에서 잠재하고 있는 말라리아 원충에 작용한다. 판시다(fansidar)는 Stevens-Johnson 증후군 등의 부작용이 있어 사용에 주의가 필요하다.

최근 클로로퀸 등의 항말라리아제에 내성이 있는 열대열말라리아의 증가가 염려되고 있으므로, 이러한 내성주에 대해 아테스네이트 등 신약의 연구 및 개발이 진행되는 중이다.

말라리아에 대한 항혈청제나 백신은 없다(표 5-1).

병 형	선택약제
삼일열말라리아	• 클로로퀸+프리마퀸
난형열말라리아	
사일열말라리아	• 클로로퀸
열대열말라리아	• 클로로퀸(감수성 주) • 판시다(설파독신·피리메타민 합제) • 메플로퀸
중증 열대열말라리아	• 퀴닌(정맥내 주사)

[표 5-1] 병형에 따른 항말라리아제의 종류

2. 톡소플라스마증 Toxoplasmosis

톡소플라스마 원충(Toxoplasma gondii)의 경구섭취에 의해 감염된다.

톡소플라스마 원충은 고양이의 분변 속이나 돼지 · 양 · 염소 등의 근육 내에 존재하기 때문에 고양이와의 접촉, 가열이 불충분한 육식 섭취 등이 주된 감염경로이다.

3. 아메바이질 Amebic dysentery

1) 개념

주로 대장에 괴사성 궤양성 대장염을 초래하지만, 때때로 간 · 폐 · 뇌 등으로 진행해, 앤초비 페이스트(anchovy paste) 모양의 궤양(간농양 등)을 형성한다. 수입 감염증이지만 최근에는 성감염증으로서도 주목받고 있다. 대부분의 감염 증례에서는 임상증상을 나타내지 않으며, 일부의 증례에서 대장염이나 간농양으로서 발병한다. 따라서 임상증상을 나타내지 않는 원충 보유자가 감염원이 될 수 있다.

항문을 통한 성행위나, 유행지역으로 여행한 경력이 있는 사람, 또는 스스로 배설이 곤란한 사람들이 집단생활 하는 시설 내 거주자에서 호발한다.

2) 이질아메바의 감염양식

이질아메바(*Entamoeba histolytica*)는 영양형과 낭포형의 두 가지 형태가 있는데, 그중 감염성을 가지는 것은 성숙 낭포형뿐이다.

이질아메바는 물이나 과일 등 가열하지 않은 음식물을 통해서 성숙 낭포의 형태로 체내에 침입해, 소장에서 영양형이 되어 대장에 도달한다. 대장에 도달한 영양형은 대장 조직에 침입하여 적혈구 등의 세포를 탐식한다.

영양형은 대장 내에서 분열 · 증식을 반복하지만, 일부가 낭포로 변해 영양형과 함께 대변으로 배설되면 이것이 새로운 감염원이 되어 음식물 이외의 감염경로로서 고령자나 복지시설 내에서의 집단감염의 원인이 된다. 또한 비위생적인 성행위(특히 항문을 통한 경우)에 의해 성감염의 원인이 되기도 한다.

3) 증상 (표 5-2)

하복부통(직장, S상결장, 회맹장을 중심으로 한 통증), 딸기젤리 모양의 점혈변 설사, 뒤무직(tenesmus) 증상이 나타난다(괴사성 궤양성 대장염).

아메바성 대장염	• 잠복기간은 수주일 정도이지만, 감염 후 수년이 지나 발병하는 경우도 있다. • 비교적 서서히 발병하며, 하루 몇 회에서 수십 회에 이르는 딸기젤리모양의 점혈변과 복통(주로 오른쪽 하복부), 경도의 뒤무직(tenesmus) 증상, 문어빨판모양 궤양, 대장점막 출혈을 나타낸다. • 발열, 말초혈액 속의 백혈구 수 증가는 나타나지 않고, 전신상태는 비교적 양호하다. • 방치하면 만성 장염으로 이행하거나 장외아메바증이 합병될 우려가 있다.
아메바성 간농양	• 이질아메바가 문맥을 통해서 간에 침입함으로써 일어난다. • 간 비대, 오른쪽 갈비부위의 자발통, 압통 등의 첫증상이 나타난다. • 병태의 진행과 함께 전신피로감, 메스꺼움 · 구토 등을 호소한다. • 발열, 말초혈액 속의 백혈구 수 증가가 나타난다. • 대장염에 합병되는 경우도 있지만, 간농양이 단발로 발병하는 경우도 많으므로, 간과하지 않도록 주의가 필요하다.

[표 5-2] 아메바이질의 주요 증상

아메바이질의 주된 임상증상은 대장염이지만, 충체가 장관 밖에까지 파급되면서 다양한 전신 증상을 일으킨다(장외 아메바증〈extraintestinal amebiasis〉).

장외 아메바증에서 가장 빈도가 높은 것은 간농양이다.

병형과 상관없이, 치료의 제1선택약은 메트로니다졸이다. 농양에 대해서는 비교적 대량 투여한다. 내복 중 음주는 피한다.

4) 검사 및 진단

아메바성 대장염에서는 대변검사, 혈청반응검사, 내시경하에서의 생검 등을 실시해 종합적으로 검사 · 진단한다.

대장내시경 검사에서는 직장, S상결장을 중심으로 문어빨판 모양의 궤양(아프타성), 점막주름의 비대 · 종창이 보이고, 점모양의 발적 · 미란이 산재해 있는 것을 볼 수 있다.

대장 점막의 생검에서는 점막 고유층에서 원형에 가까운 호산성 충체가 여기저기 보인다.

대변검사에서는 철헤마톡실린 염색(iron haematoxylin stain)으로 이질아메바의 낭포(cyst)를 확인할 수 있다.

혈청진단(겔 내의 침강반응, 간접 형광항체법 등) 또한 진단에 도움이 된다. 간농양의 합병 유무를 조사하기 위해서는 반드시 복부초음파, CT를 실시해야 한다.

5) 치료

치료제로 metronidazole, paromomycin 등을 사용한다.

4. 질트리코모나스증 Vaginal trichomoniasis

1) 개념

편모충류에 속하는 트리코모나스 원충(*Trichomonas vaginalis*)에 의해 발생하는 염증성 질환으로, 질, 외음부를 중심으로 발병하는 성감염증(STD, STI)이다. 성교 후 5일~1개월 정도 후에 여성에게서 발병한다.

트리코모나스 원충은 여성의 질 점막 위에 기생하면서 영양소인 글리코겐을 흡수하기 때문에, 질 내의 되데르라인간균(Doderlein's bacillus)이 고갈되어 질염을 일으키게 된다.

트리코모나스 원충에는 영양형만이 존재하며, 낭포형은 존재하지 않는다.

5. 크립토스포리디움증 Crytosporidiosis

1) 개념

*Cryptosporidium parvum*의 경구 섭취에 의해서 일어나는 인수공통 감염증으로, 여행자설사증의 원인이다. 법정감염병 제4군으로 지정되어 있다.

수인성 감염에 의해 집단발병이 일어나기도 한다. 감염력이 매우 강해서, 몇 개~수십 개의 감염형 충체의 섭취로 감염된다.

6. 람블편모충증 Lambliasis, Giardiasis

1) 개념

Giardia intestinalis (*G. lamblia*)의 경구섭취에 의해서 일어나는 감염증으로, 여행자설사증의 원인이다.

십이지장에서부터 소장 상부에 기생하며, 담도계에 전파되기도 한다.

7. 리슈만증 Leishmaniasis

1) 개념

리슈만(*Leishmania*속)은 흡혈성 곤충인 모래파리(sand fly)에 의해서 매개된다. 대식세포에 기생하는 원충으로, 사람에게 병원성을 나타내는 것은 현재 약 20종이 알려져 있다.

종에 따라 나타내는 병형은 다양하지만, 크게 내장 리슈만증, 피부 리슈만증, 점막피부 리슈만증으로 분류된다.

	질환	감염경로	주증상	주된 치료약
말라리아	삼일열말라리아 tertian malaria	경피감염 (학질모기) 수직감염	• 발열, 비장비대, 빈혈	• chloroquine + primaquine
	난형열말라리아 ovale malaria			• chloroquine
	사일열말라리아 quartan malaria			• mefloquine • sulfadoxine+pyrimethamine 합제
	열대열말라리아 falciparum malaria			• quinine 정맥주사(중증례)
아메바이질 amebic dysentery		경구감염 성감염	• 딸기젤리 모양 점혈변 • 오른하복부통 • 뒤무직(tenesmus)	• metronidazole • paromomycin
톡소플라스마증 toxoplasmosis		경구감염 수직감염	• 림프절염(후천감염 예)	• sulfadoxine + pyrimethamine 합제
크립토스포리듐증 cryptosporidiosis		경구감염	• 수양성 설사	• 수액 등의 대증요법
리슈만편모충증 leishmaniasis		경피감염 (파리)	• 발열·간비장비대(내장형)	• 5가 안티몬(antimony)제제
람블편모충증 (지아디아증) lambliasis(giardiasis)		경구감염 성감염	• 지방성 설사 • 복통 • 식욕부진	• metronidazole
질트리코모나스증 trichomoniasis		성감염	• 농성대하·질염(여성) • 위화감·요도염(남성)	• metronidazole

[표 5-3] 원충 감염증 정리

VI 기생충 감염증

1 기생충의 개념

기생충은 다세포 구조를 가진 진핵생물로 선충류, 흡충류, 조충류를 총칭한 말이다.

기생충은 숙주특이성(host specificity)이 높아 기생하는 대상이 정해져 있다. 예를 들어 사람 회충은 사람, 개 회충은 개에 정착한다. 또 기생충은 숙주를 중간숙주(intermediate host)와 최종숙주(final host)로 나누어서 이용하는데, 유년시대를 보내는 숙주를 중간숙주라고 하며, 성숙하고 생식을 하는 숙주를 최종 숙주라고 한다. 기생충은 성숙하면 숙주의 특정 장기에 정착한다.

대부분의 기생충은 경구감염에 의해 전파되지만 주혈흡충증이나 분선충과 같이 피부를 통해 감염되는 기생충도 있다.

기생충에 감염되면 호산구 수가 증가하고 IgE의 생산도 증가하는데 그 기전은 분명하게 밝혀지지 않았다.

2 기생충 감염증

1. 연충

(1) 개념

연충(helminth)이란 희랍어의 helmins(창자 내에서 발견되는 벌레)에서 유래되었다. 단세포인 원충류에 대응해서 다세포의 기생충을 총칭한 용어이다.

원충류에 대응해 연충류는 협의의 기생충으로 정의하는 경우도 한다.

연충류는 선충류, 흡충류, 조충류의 3가지로 분류할 수 있다(그림 6-1).

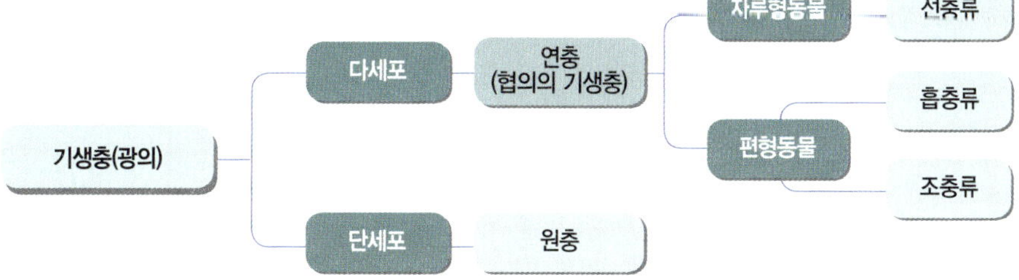

[그림 6-1] 기생충의 분류

대표 질환명	중간 숙주	최종 숙주	감염 경로	개 요	검사·진단법	치료
요충증 Enterobiasis	(–)	사람 (맹장·대장)	경구(알)	• 항문 주위의 산란에 의해, 손가락 접촉을 통해 감염한다. 소아의 감염율이 높다(fecal to oral route).	항문 주위 셀로판테이프 검사	파모산 피란텔 (Pyrantel Pamoate)
회충증 Ascariasis	(–)	사람 (소장)	경구(알)	• 다수의 감염으로 소화기증상을 나타낸다. 담낭(쓸개)·간 계통으로 유입했을 경우는 급성 복증 등도 나타난다.	대변 속 알 검출	
두비니구충증 Ancylostomiasis	(–)		주로 경구 (F형유충)	• 유충의 체내 침입 시, 경피감염에서는 피부염, 경구감염에서는 메스꺼움이나 폐 침입에 의한 뢰플러(Loeffler)증후군이 나타나는 경우가 있다. • 성충이 창자에서 흡혈함으로써 철결핍빈혈이 일어난다.	대변 속 알 검출 (배양해서 유충형태로 판별)	
아메리카구충증 Necatoriasis	(–)		주로 경피 (F형유충)			
분선충증 Strongyliasis	(–)	사람·개 (소장)	경피 (F형유충) 자가감염	• 소화기증상이 주된 징후이다. 면역저하자는 파종성 분선충증을 초래하기 쉽다.	대변 속 유충 검출	이버멕틴 (Ivermectin)
아니사키스증* Anisakiasis	① 크릴 새우 ② 고등어, 전갱이 등	해양 포유류	경구 (제3기 유충)	• 주로 위벽에 침입해 급성 복증을 초래한다. 날 생선을 매개로 한다.	내시경검사	내시경적 적출
턱구충증* Gnathostomiasis	① 검물 벼룩 ② 미꾸라지, 가물치	고양이, 개	경구 (제3기 유충)	• 전신의 내장이행증을 초래한다. 피부에서는 이동성 종창이 보인다.	피부증상, 면역학적 진단	외과적 적출 알벤다졸 (Albendazol)
개 회충증* Toxocariasis	(–)	개	경구(알)	• 전신의 내장이행증을 초래한다. 모래밭에서 개의 대변으로 인한 감염이 문제가 된다.	면역학적 진단	알벤다졸 (Albendazol)
개 사상충증* Dirofilariasis	모기	개	경피	• 폐로의 내장이행증이 많다. 폐암과의 감별이 문제가 된다.	면역학적 진단, 생검	외과적 적출

* 는 유충이행증에 의한 것

[표 6-1] 주요 선충증 정리

Ⅶ 기회 감염증

A 기회 감염증이란?

1 면역기능의 저하

병원미생물에 대한 저항력이 약해졌을 때에만 발생하는 감염을 「기회감염」이라고 한다. 저항력이란 각 병원미생물에 대한 방어체계로서 면역기능과 같은 의미이다.

기회감염은 면역기능이 저하된 상태에서 나타나는 감염증이기 때문에 「면역」에 대해서 다시 한 번 정리할 필요가 있다.

기회감염증은 면역결핍 상태에서 발생한다.

2 무적에 가까운 인간의 몸

우리의 몸은 병원미생물로부터 자신을 지키기 위해서 그들을 배제할 시스템을 갖추고 있다. 따라서 웬만해서는 감염증에 걸릴 염려가 없다(**그림 7-1**).

병원미생물로부터 몸을 지키는 시스템에는 어떠한 것이 있는지 알아보자.

① 피부, 점막, 점액과 같은 보호벽 기능

② 호중구가 세균을 잡아먹는다(탐식 · 비특이적 면역)

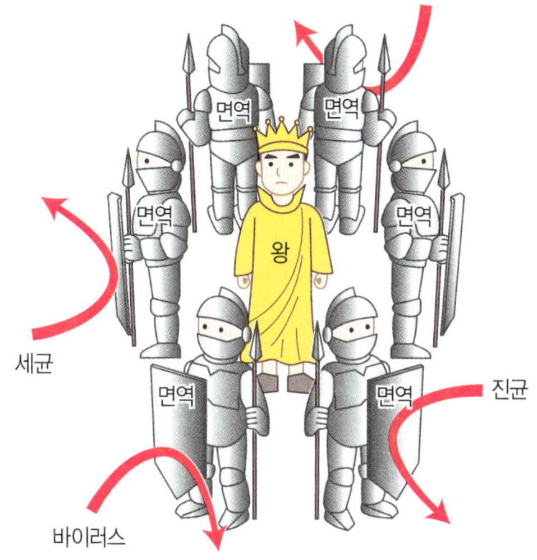

[그림 7-1] **면역의 방어기능 : 면역에 의한 병원미생물의 방어**

③ 항체가 세균, 바이러스에 결합한다(체액면역).

항체가 바이러스에 결합하면 감염력을 잃고, 세균에 결합하면 구멍이 뚫리고 대식세포(macrophage)에 탐식당하기 쉬워진다.

④ T림프구에 의한 세포면역

⑤ 대식세포가 닥치는 대로 먹어 치운다.

3 무적을 초월한 강적

우리들은 감염증에 대해서는 무적에 가깝다. "가깝다"라고 표현한 것은, 가끔은 우리들도 감기와 같은 감염증에 걸리기 때문이다.

감기도 바이러스 감염증이다(rhinovirus 등). 화농 여드름이나 무좀, 입술헤르페스 등도 감염증이다.

이들 감염증은 우리들의 면역체계를 뚫고 들어와 발병한다. 우리 몸에서 보면 강적이라고 할 수 있다.

교과서에 실려 있는 감염증의 대부분은, 면역력이 정상인 사람들도 이러한「강적」에 의해 감염될 수 있는 감염증이다. 그러나 저항력이 저하되었을 때에는, 보통은 절대로 걸리지 않을 약한 병원체에 침범당하는 경우가 있다. 이러한 감염증을「기회감염증」이라고 한다.

4 약독균이란?

흔히,「기회감염증에서는 약독균에 의한 감염이 문제가 된다」고 한다. 약독균이란 말이 빈번하게 사용되고 있는데, 주의해야 할 점이 몇 가지 있다.

1) 약한 독?

약독이란「botulinum toxin」이나「cholera toxin」과 같이 독 그 자체의 강도를 말하는 것이 아니다.

여기에서 말하는 독이란 감염성을 말하는 것으로 약독이란 '감염력이 약하다'는 것을 의미한다. 약독에 상대되는 개념으로서는 앞에서 말한 "강적"이 해당된다. 강독균이라고 부르는 경우도 있다.

2) '균'이라는 말이 붙어 있기 때문에 세균일 뿐인가?

아니다. 여기에서 말하는 균이란「세균, 바이러스, 진균, 원충을 포함한 미생물」을 가리킨다.

결국, 약독균이란「면역기능이 정상인 건강한 사람은 감염될 수가 없는 감염력이 약한 미생물」이라고 할 수 있다.

5 약독균에 감염되기 쉬운 사람

건강한 사람은, 약독균이 감염시키려 해도 면역에 의해 쉽게 배제되어 감염이 성립되지 않는다. 그러나 면역기능이 저하되어 있는 사람은 감염될 수가 있다.

이것이 약독균에 의한「기회감염」이다. 면역기능이 저하되어 있는 사람은 감염증에 걸리기 쉽기 때문에「면역저하숙주(immunocompromised host)」라고 부르기도 한다. 구체적으로는 결합조직질환이나 백혈병, 장기이식 등으로 부신피질스테로이드제나 면역억제제를 장기간 투여받아 면역억제 상태에 있는 환자, 고령자, 유아 그리고 HIV 감염에 의한 AIDS 환자를 면역저하숙주라고 한다.

6 약독균 감염은 치명적인가?

바로「약독균」이라는 말에 대한 느낌 때문에,

기회감염증
→ 약독균(여기까지는 정확하다)
→ 대수롭지 않은 감염증(여기가 잘못이다)
이라고 생각하기 쉽지만, 이것은 아주 잘못된 생각이다.
종종 죽음에 이르게 하는 무서운 감염증을 초래하기 때문이다.

면역결핍 환자가 죽는 경우는, 대부분 이 약독균에서 비롯된 감염증이 원인이다. 정상적인 면역 상태라면 간단하게 배제할 수 있는 약독균도 면역결핍 환자에서는 죽음에 이르게 하는 위험한 존재인 것이다(**그림 7-2**).

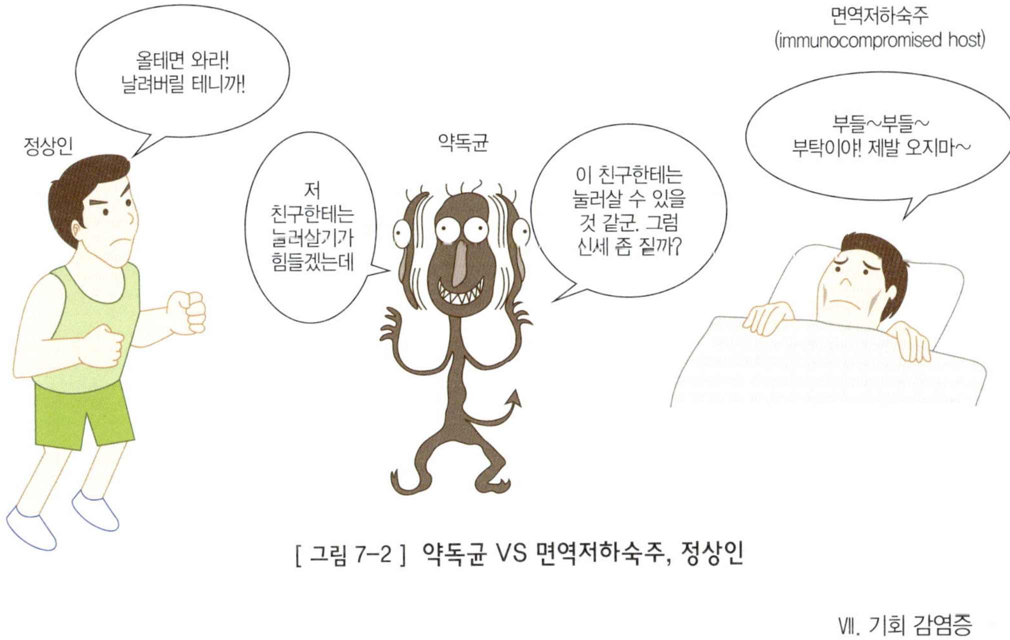

[그림 7-2] 약독균 VS 면역저하숙주, 정상인

ADVANCED STUDY **기회 감염증**

어떤 병원체가 감염되기 쉬운가?

면역기능이 저하된 상태에서는 기회감염이 자주 발생한다. 그럼, 어떠한 균에 감염되기 쉬운가? 사실, 이것을 무조건 암기하는 것은 별로 의미가 없다. 왜냐하면 「면역기능」이라고 간단하게 말해도, 어떤 면역기능이 저하되어 있는가에 따라 감염되기 쉬운 병원체가 달라지기 때문이다. 따라서 우선, 면역기능에는 어떠한 것이 있는가, 어떠한 면역학적 기전이 작용해서 미생물을 배제하고 있는가를 알아야 하고, 또 그 면역기능이 저하되었을 때에는 어떠한 병원체의 침입을 받기 쉬운가 하는 것 등을 잘 정리해서 기억하는 것이 중요하다.

1. 미생물 제거에 관여하는 기전

미생물의 배제에 중요한 역할을 하는 것들은 다음과 같다.

① T 림프구(T lymphocyte)
② 항체(antibody)
③ 보체(complement)
④ 호중구(neutrophil)
⑤ 국소면역(local immune system)

2. 결손되면 어떻게 되는가?

1) T cell의 결손·기능저하…세포면역의 저하

T cell에 이상이 생기면 체액면역, 세포면역 모두 저하된다. 항체 생산을 돕는 T cell의 기능이 멈춰 버리기 때문에 체액면역이 저하되지만, 보상적으로 B cell이 분발하기 때문에 현저한 면역저하를 초래하지는 않는다.

문제가 되는 것은 세포면역이다. T cell이 기능을 발휘하지 못하게 되면 그것을 보충해 주는 것이 없기 때문에 세포면역이 현저하게 저하된다.

T cell의 결손 · 기능저하로 특히 감염성 증가를 나타내기 쉬운 질환은 다음과 같은 것에 의해 발생하는 감염증이다.

- 일반 바이러스
- 세포내 기생세균
- 진균
- 원충

2) 항체의 결손…체액면역의 저하

항체의 결손은 체액면역의 저하를 의미한다. 항체가 결손되면 다음과 같은 현상이 일어난다.

- 세균에 항체가 붙지 않기 때문에 대식세포(macrophage)가 탐식하기 어렵다.
- 세균에 항체가 붙지 않기 때문에 보체도 붙지 않는다.
- 떠다니는 바이러스를 공격할 수 없다.

항체 결핍 시에는,
- 일반세균
- 세포융해형 바이러스

가 감염성이 높은 원인 미생물로서 중요하다.

3) 보체의 결손

보체의 결손으로 가장 걸리기 쉬운 질환은 *Neis-*

seria(뇌수막염균, 임균)에 의한 감염증이다.

보체에는 다음과 같은 기능이 있다.

- 화학주성 작용
- 옵소닌(opsonin) 작용
- 세포막에 구멍을 뚫는 작용(용균반응 : lytic reaction)

Neisseria 감염에는 용균반응이 중요한 면역기능을 한다고 생각된다.

보체가 결손되면 일반 세균의 감염성이 증가되는데, 특히 *Neisseria* 감염의 중증화가 문제가 된다.

4) 호중구의 결손…비특이적 면역의 저하

일반 세균의 킬러인 호중구의 기능이 결핍되면 당연히 일반 세균의 감염성이 증가된다.

호중구의 기능결핍증에는 많은 질환이 있지만, 시험에서는 만성 육아종증(chronic granulomatosis)과 Chediak · Higashi 증후군이 자주 출제된다.

호중구의 기능결핍도 중요하지만 호중구 수 그 자체가 감소되는 상태도 병적인 의미를 가진다. 호중구 수가 500/㎕ 이하인 상태를 무과립구증(agranulocytosis)이라고 하는데 일반 세균의 감염성 증가가 문제가 된다.

5) 국소면역의 결손

대표적인 국소면역은 분비형 IgA로서 주로 점막에 존재한다. IgA의 결손은 체액면역의 저하 또는 국소면역의 결손이라고도 해석할 수가 있다. 분비형 IgA가 결손되면 세균, 바이러스 감염을 불문하고 특히 기도감염(airway infection)이 문제가 된다.

3. 왜 면역이 저하되는가?

면역결핍증에는 유전에 의해 선천적으로 면역계에 결손이 있는 「**원발성 면역결핍증**」과 원래는 정상이었던 면역계가 2차적으로 장애를 받아 발생하는 「**속발성 면역결핍증**」이 있다.

즉, 면역결핍증은 다음과 같이 크게 2가지로 분류한다.

- 원발성 ≒ 선천성 ≒ 1차성
- 속발성 ≒ 후천성 ≒ 2차성

TIP

국소면역

① 침분비의 저하와 충치

침도 국소면역의 담당자이다. Sjögren 증후군이나 입 주위의 방사선 조사 후에는 침샘이 장애를 받아 침이 잘 나오지 않게 되어 충치가 생기기 쉬워진다. 침이 나오지 않기 때문에 입속의 음식 찌꺼기 등을 씻어 내릴 수 없게 되기 때문이라고 생각할 수 있으나, 충치도 S. mutans나 그 외의 "우식원성 세균(cariogenic bacterium)"에 의한 「세균감염증」의 하나이기 때문에 침분비의 저하에 의해 분비형 IgA의 양도 감소하여 국소면역이 저하되기 때문에 감염성이 증가된 결과로 생각할 수도 있다.

② 화상과 감염증

화상 환자는 감염성이 증가된 숙주이다. 감염성이 증가되는 원인은 여러 가지 생각할 수 있으나, 첫 번째로 방호벽인 피부 그 자체가 소실되어 버린 것을 들 수 있다.

플 러 스 코너

1. 면역억제제

면역억제제에는 크게 3종류가 있다.

① 강력한 항염증제(부신피질스테로이드제)

② 세포독성제(azathioprine, cyclophosphamide)

③ 곰팡이나 세균에서 유래한 약(cyclosporine A, tacrolimus)

① 부신피질스테로이드제

여러 질환에서 면역반응을 억제하기 위해 스테로이드가 사용된다. 결합조직질환을 비롯한 자가면역질환에서는 스테로이드(steroid)가 없으면 치료를 할 수 없다.

스테로이드의 최대의 효과는 항염증작용과 면역반응의 억제인데, 부작용도 많이 알려져 있다. 스테로이드라는 말을 많이 쓰고 있지만, 대부분 글루코코르티코이드(glucocorticoid, 부신피질호르몬의 하나로 당질코르티코이드라고도 한다)의 유도체를 가리킨다.

Prednisolone은 글루코코르티코이드의 대표적인 유도체이다.

부신피질스테로이드제의 부작용

(중요하므로 외워 두자!)

- 당뇨병(DM)
- 중심성 비만(central obesity)
- 부종(보름달모양 얼굴)
- 골다공증(osteoporosis)
- 다모 · 색소침착
- 소화성 궤양(gastric ulcer)
- 근위근 위축(proximal m. atrophy)
- 정신장애
- 면역저하

② 세포독성제(cytotoxic agent) : 항암제 등

세포분열을 하고 있는 세포에 독성을 발휘한다. 임상에서는 항암제로서 사용된다. 암세포는 일반 세포에 비해 분열이 활발하기 때문에 세포독성제는 이것을 목표물로 한다. 림프구는 세포분열이 활발하기 때문에 이런 종류의 약으로 장애를 받기 쉬워 결과적으로 면역이 억제된다.

플러스 코너

림프구뿐만이 아니라 다른 혈구나 점막과 같은 세포에서도 세포분열이 활발하기 때문에 세포독성제의 목표물이 된다. 빈혈(anemia), 과립구 감소(granulocytopenia), 혈소판 감소(thrombocytopenia)[이상의 3가지를 합쳐서 범혈구 감소(pancytopenia) 또는 골수 억제(bone marrow depression)라고 한다], 탈모, 장관상피 탈락 등이 부작용으로 나타난다.

Cyclophosphamide는 위에서 말한 것 외에도 출혈성 방광염(hemorrhagic cystitis)이라는 유명한 부작용이 있으므로 기억하기 바란다.

cyclophosphamide의 부작용

- 출혈성 방광염

③ 곰팡이나 세균 유래의 약 : 면역억제제

Cyclosporine A는이라는 토양균이 만들어 내는 peptide이며, tacrolimus(FK506)는라는 사상균이 만들어내는 마크롤라이드(macrolide)계 화합물이다. 양쪽 모두 림프구의 증식을 억제하는 작용을 한다. 세포독성제와 같이 다른 세포분열까지 억제하지는 않기 때문에 골수억제와 같은 부작용은 훨씬 적다. 자주 문제가 되는 부작용은 신장독성(renal toxicity)이다.

Cyclosporine A의 등장으로 신장이식 후의 생착률이 비약적으로 향상되었다.

Advanced Study 기회 감염증

무과립구증 Agranulocytosis

1. 과립구란 무엇인가?

백혈구를 분류하면 과립구(granulocyte), 단핵구(monocyte), 림프구(lymphocyte)의 3가지로 크게 나눌 수 있다(그림 7-3).

과립구라는 이름은 백혈구 중에서 과립을 많이 가지고 있다는 사실에서 유래되었다. 과립구는 염색했을 때의 염색되는 모습에 따라 다시 3가지로 분류된다.

과립이 붉게 염색되는 것을 호산구(eosinophil), 파랗게 염색되는 것을 호염기구(basophil), 어느 쪽이라고도 할 수 없는(황갈색으로 염색된다) 것을 호중구(neutrophil)라고 한다.

과립구는 백혈구의 반수 이상을 차지하는데, 그중에서도 호중구가 90% 이상을 차지한다.

- 백혈구
  - 과립구
    - 호중구 ⋯⋯ 50~60%
    - 호산구 ⋯⋯ 3%
    - 호염기구 ⋯⋯ 1%
  - 단핵구 ⋯⋯ 5%
  - 림프구 ⋯⋯ 30~40%

[그림 7-3] 백혈구의 분류

2. 과립구 중에서 감소되면 안 되는 것

그것은 「호중구」이다. 호산구는 기생충 방어의 중심적 역할을 하고 호염기구는 알레르기 반응의 중심적 역할을 하지만, 양쪽 모두 원래 적은 양이기 때문에 호산구감소증이라든가 호염기구감소증과 같은 병태는 존재하지 않는다(그러나 호산구증가증이라는 병태는 있다).

호중구는 「이동(migration)능」(그림 7-4) 「탐식(engulfment)능」(그림 7-5) 「살균(microbicidal)능」(그림 7-6)을 가지고 있어 세균을 비롯한 병원미생물의 배제에 참여하고 있다. 과립구의 대부분을 차지하는 호중구가 감소하면 면역력저하가 문제가 된다.

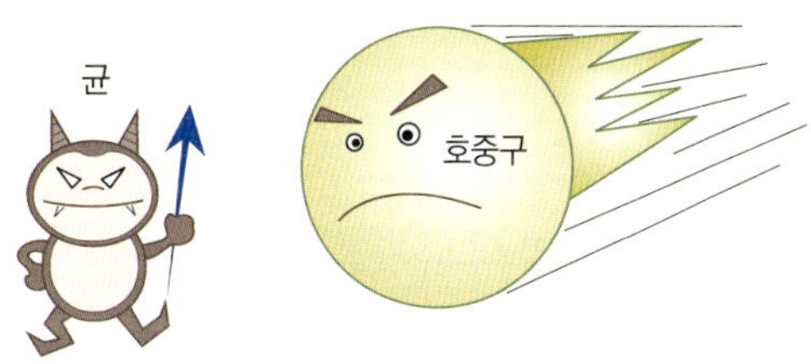

[그림 7-4] 호중구의 이동능

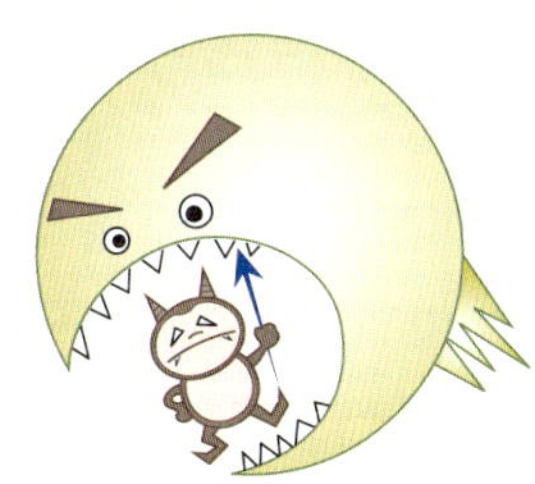

[그림 7-5] 호중구의 탐식능

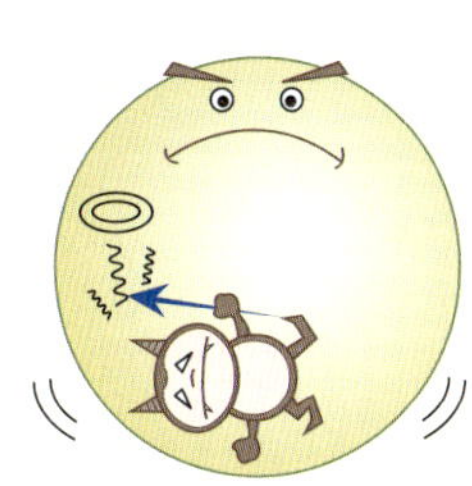

[그림 7-6] 호중구의 살균능

TIP

호중구 기능부전 질환

선천면역결핍증 부분에서 나왔던 「호중구 기능부전」의 질환으로는,

- 만성 육아종증(chronic granulomatosis)
- Chédiak–Higashi 증후군

이 있다. 이들은 각각 다음과 같은 호중구의 기능부전을 가진 질환이다.

	이동능	탐식능	살균능
만성 육아종증	정상	정상	이상
Chédiak–Higashi 증후군	이상	정상	이상

3. 과립구는 왜 감소되는가?

조혈모세포(hematopoietic stem cell)는 골수에 존재하며, 분화하면서 증식한다. 이 분화, 증식의 과정이 장애를 받으면 과립구가 감소된다.

빈도가 높은 것은 다음과 같다.

① 골수에서 증식하는 악성 종양, 유사질환

- 급성 백혈병(AML, ALL)
- 재생불량빈혈(aplastic anemia)
- 골수형성이상 증후군(myelodysplastic syndrome : MDS) 등

② 방사선 장애

③ 항암제

그 밖에, 악성 종양과 관계없이 발생하며 범혈구 감소를 나타내는 것

- 발작성 야간혈색소뇨증(PNH : paroxysmal nocturnal hemoglobinuria)
- 거대적혈모구빈혈(megaloblastic anemia)
- Felty 증후군(rheumatoid arthritis〈RA〉 + splenomegaly)
- SLE

미성숙 혈액세포는 세포분열이 활발하기 때문에 방사선이나 약제에 의해 장애를 받기 쉽다. 무과립구증은 호중구의 수가 500/㎕ 이하인 상태라고 정의한다.

ADVANCED STUDY **기회 감염증**

후천면역결핍 증후군(AIDS) Acquired immunodeficiency syndrome

기회감염증을 일으키기 쉬운 상태의 하나로 유명한 것이 후천면역결핍증후군(AIDS)이다.

AIDS는 사람면역결핍바이러스(HIV)의 감염에 의해 발병하지만 감염되어 있는 상태와 발병한 단계는 면역의 상태가 다르다. 발병 이전에 치료를 개시하면 AIDS의 발병 및 기회감염증의 출현 빈도가 감소하는 경향이 있다.

HIV 감염자는 젊은 사람을 중심으로 증가하는 추세이지만 HIV 감염증의 치료 자체는 항HIV제의 개발, 그리고 이러한 약들의 다제 병용요법에 의해 크게 발전하고 있다.

여기에서는 기회감염증이라는 시점에서 HIV 감염 · AIDS에 대해서 살펴보기로 하겠다.

1. $CD4^+$ T cell

HIV는 $CD4^+$ T cell에 감염한다. CD4+ cell에는 T cell(림프구), 대식세포가 있다.

HIV에 감염된 $CD4^+$ T cell은 내부에서 바이러스 증식이 일어나 죽기 때문에 체내의 $CD4^+$ T cell은 계속 감소된다.

HIV 감염 환자의 follow-up은 혈액 중의 $CD4^+$ T cell로 실시한다. 정상이라면 혈액 중에 $CD4^+$ T cell이 750~1,250/㎕ 존재한다. $CD4^+$ T cell의 수가 200 이하가 되면 면역결핍으로 인해 여러 질환에 걸리게 된다.

2. $CD4^+$ T cell의 감소를 막는 방법

AIDS의 임상경과는 몇 가지로 분류되지만, 일반적인 경과를 보면, $CD4^+$ T cell이 HIV에 의해 파괴되어 1년에 대략 40~80/㎕의 비율로 감소되어 간다. $CD4^+$ T cell이 200/㎕ 이하가 되는 것은 감염으로부터 약 10년 경과한 시점이라고 알려져 있다. 예를 들어, 원래 800/㎕ 있었던 사람이 1년에 60/㎕씩 감소되어 가면 10년 후에는 200/㎕가 된다.

이러한 감소를 저지하는 것이 azidothymidine (AZT)을 비롯한 항retrovirus제이다. 그러나 AZT로 HIV를 완전히 제거할 수는 없다.

3. AIDS의 진단

AIDS의 진단은 2단계로 나누어진다. 하나는 "HIV에 감염되어 있다"는 사실의 증명, 또 하나는 "면역력의 저하에 의해 어느 특정한 질환에 감염되어 있거나 종양이 생겼다"는 사실의 증명이다.

그럼, HIV의 감염을 의심할 수 있는 상황은 무엇이며 어떻게 증명하는가에 대해서 살펴보자.

4. HIV 감염이 의심되는 증상

이 증상을 알고 있으면, HIV 감염 여부를 묻는 환자를 접했을 때 유용할 것이다.

증상에는 다음의 4가지가 있다.

- 발열
- 림프절 종창
- 발진
- 인두염, 근육통, 관절통

VII

1) 발열

감염 후 2~4주일 만에 발열이 나타나는데, 보통은 1~2주일 지나면 소실된다.

2) 림프절 종창

역시, 감염 후 2~4주일 만에 증상이 나타나는데, 그 후 다른 증상이 소실된 후에도 림프절 종창만은 지속적으로 나타나는 경우가 있다.

3) 발진

난치성이며 가려움 증세를 동반하는 발진이 광범위하게 나타나면, 일단 HIV 감염을 의심해야 한다.

4) 인두염, 근육통, 관절통

다른 바이러스 감염증과 같이, 얼핏 보아「감기」와 비슷한 증상이 나타났다고 해서 HIV에 감염되었다고 생각하면 안 된다. 더구나 이러한 증상은 감염 후 2~4주일 만에 나타나, 1~2주일 지나면 소실된다.

검사소견에서는 백혈구(특히 림프구) 감소, 혈소판 감소, 면역글로불린 증가 등이 나타난다.

5. HIV의 치료

HIV에 대한 치료는 최근 몇 년간 변화를 거듭하고 있다. 단백분해효소 억제제의 등장으로 다제병행요법이 실시될 수 있었다.

현재의 항HIV요법에서는 초회 요법의 항바이러스 효과가 가장 크기 때문에 이 초회 요법이 매우 중요해지고 있다는 것을 알 수 있다. 따라서 치료를 시작하는 데 있어서는 신중을 기할 필요가 있다.

현재 HIV치료의 중심이 되고 있는 것은 고효능 항레트로바이러스 치료요법(HAART)이라 불리는 다제병용요법이다.

HAART(highly active antiretroviral therapy)란 항HIV제를 3제 이상 병용하는 강력한 다제병용요법을 말한다. HAART의 보급 이후, HIV 감염자의 생명예후는 현저하게 개선되었다.

후천면역결핍 증후군(AIDS) 핵심정리

병태생리로 보는 후천면역결핍 증후군(AIDS)

기회 감염증을 일으키기 쉬운 상태의 하나로 유명한 것이 후천면역결핍증후군(AIDS)이다. AIDS는 사람면역결핍바이러스(human immunodeficiency virus ; HIV)의 감염에 의해 발병하지만 감염되어 있는 상태와 발병한 단계는 면역의 상태가 다르다. 발병 이전에 치료를 개시하면 AIDS의 발병 및 기회감염증의 출현빈도가 감소하는 경향이 있다.

병 인	• 성 접촉, 혈액 및 모체로부터의 HIV 바이러스 감염
병 태	• HIV는 $CD4^{+}$T cell에 감염하며 $CD4^{+}$T cell 에는 T cell (림프구), 대식세포가 있다. • HIV에 감염된 $CD4^{+}$T cell은 내부에서 바이러스 증식이 일어나 죽기 때문에 체내의 $CD4^{+}$T cell은 계속 감소된다.
증 상	**HIV 감염의 증상** • 발열 (감염 후 2~4주일) • 림프절 종창 • 발진(난치성이며 광범위하게 나타난다) • 인두염, 근육통, 관절염

VII

진단 및 검사	• 혈액 중의 $CD4^{+}T$ cell 검사(정상이면 $CD4^{+}T$ cell 이 750~1,250/ul 존재. $CD4^{+}T$ cell의 수가 200 이하가 되면 면역결핍으로 인해 여러 질환에 걸리게 된다.) • 검사소견 : 백혈구(특히 림프구) 감소, 혈소판 감소, 면역글로불린 증가 • HIV 항체의 screening 검사 • 항체 확인 검사 • HIV 항원 검사

치료	• 단백분해효소억제제 • 항HIV 요법 • 고효능 항레트로바이러스 치료요법(HAART)

Ⅷ 미생물과의 전쟁

A 미생물 처치 방법

미생물에 대항하는 방법에는 크게 2가지가 있다. 한 가지는 미생물에 감염되지 않도록 하는 예방적인 처치이며 또 한 가지는 미생물에 감염된 후의 처치이다(그림 8-1).

평소에 많이 볼 수 있는 처치에는 다음과 같은 것들이 있다.

- 미생물과 싸운다
  - 면역능(선천적)
  - 대항(인위적)
    - 감염에 대비 : 소독과 멸균, 예방접종
    - 감염 후의 처치 : 항미생물제

[그림 8-1] 미생물에 대항하는 방법

① 소독과 멸균　　② 예방접종　　③ 항미생물제

1 소독과 멸균

손 씻기나 가글, 상처소독, 사용하는 의료기기의 소독 · 멸균 등 모두 미생물을 죽이는 것이기 때문에 인체에 다소 자극을 줄 수 있다. 사용하는 소독액의 농도가 높은 경우에는 조직 독성을 일으키는 경우도 있다.

2 예방접종

인위적으로 미생물 유사물질을 체내에 투여해서 미리 면역능을 획득하게 하는 방법이다.

3 항미생물체

사람 세포에 가장 손상을 적게 주며 미생물만을 죽일 목적으로 만들어진 것이 항미생물제이다. 구체적으로는 다음과 같은 약이 있다.

- 항균제
- 항바이러스제
- 항진균제
- 항원충제

위의 약들은 인체에 투여할 수 있다. 항균제는 세균에만 효과가 있어 바이러스나 진균에 사용하면 아무런 효과가 없다. 마찬가지로 위의 4종류 약은 모두, 항균제는 세균에만, 항바이러스제는 바이러스에만, 항진균제는 진균에만 각각 효과가 있다.

「항생제」라는 것도 흔히 듣는 명칭인데, 이 개념에 대해서는 나중에 설명하겠다.

B 소독과 멸균 Disinfection and Sterilization

중요한 점은 다음과 같다.

- 소독과 멸균의 차이
- 자주 사용하는 소독제에 대한 지식

1 멸균 Sterilization 의 정의

병원성을 불문하고「모든 미생물을 죽이는 것」을 목적으로 하는 수단이다. 미생물 중에서 물리화학적 스트레스에 가장 강한 것이 *Bacillus* 속의 아포이기 때문에 이것을 확실하게 죽인다면 모든 미생물은 죽게 된다.

2 멸균의 실제

멸균은 사람의 몸에는 실시할 수 없다. 의료기구를 멸균하는 것은 당연한 일이지만, 환자를 멸균한다는 것은 있을 수 없다. 왜냐하면 환자가 죽기 때문이다(**그림 8-2**).

멸균 방법에는 다음과 같은 것들이 있다.

- 고압증기멸균(121℃ 2기압 이상 20분간)
- 건열멸균(160℃ 2시간)

- Ethylene oxide gas 멸균
- 2% glutaraldehyde에 3시간 이상 담근다
- 1% sodium hypochloride에 3시간 이상 담근다
- γ–선 멸균

다시 말하지만, 의사들이 환자를「멸균」하는 일은 절대로 없다. 또한 기구의 멸균도 의사 이외의 스텝들이 한다.

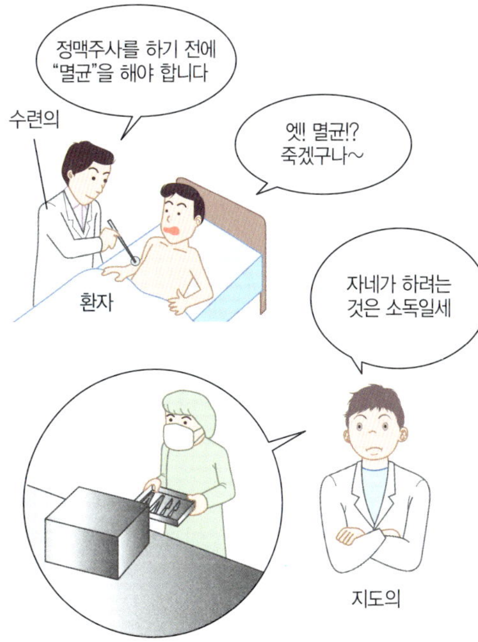

[그림 8–2] 소독과 멸균

3 소독 Disinfection 의 정의

모든 미생물이 아니라「병원미생물만을 죽이는 것」을 목적으로 하며, 비병원미생물에 대해서는 상관하지 않는 방법이다.

*Bacillus*속의 아포를 제외하고는 대부분 소독으로 죽일 수 있는데, *Bacillus*속의 아포는 정상 피부나 점막에는 해를 끼치지 않기 때문에 죽일 필요가 없다.

아포(spore)의 2가지 균

- *Clostridium*
- *Bacillus*

4 소독의 실제

평소 병동이나 수술실에서 실시하는 소독에 대해서 살펴보자. 평소에 주로 사용하는 소독제는 다음과 같다.

- Iodine
- Chlorhexidine
- Ethyl alcohol
- Benzalkonium chloride

1. 소독제에 대한 저항성

소독제에 저항성이 가장 강한 것은 아포이다. 대략적으로 미생물의 소독제에 대한 저항성을 정리하면 다음과 같다.

아포 > 결핵균
바이러스 > 사상진균 > 일반세균
효모

1) 아포

앞에서 언급한 바와 같이 저항성이 가장 강하다.

2) 결핵균

아포 다음으로 저항성이 강한 것은 결핵균과 바이러스이다. 결핵균에 유효한 소독제는 많지만 별로 효과가 없다. 따라서 균을 죽일 때까지 오랜 시간 담가 두어야 한다.

3) 바이러스

바이러스의 소독제 저항성은 강한 것부터 약한 것까지 다양하다. 가장 저항성이 강한 것은 「HBV」이다. herpes virus나 influenza virus 등의 저항성이 낮은 것은 일반 세균과 같이 소독제가 효과가 있다.

4) 진균

사상균(또는 사상진균)이 효모보다 저항성이 강하다. 따라서 사상균을 죽이려면 같은 소독제라도 오랜 시간을 필요로 한다.

5) 일반 세균

일반적으로 모든 소독제가 유효하다.

2. 소독제의 강도

소독제와 미생물의 접촉시간이 증가하면 살균하기 쉬워진다. 시간의 개념을 배제하고 소독제(액체)의 강도를 나타내면 다음과 같다.

glutaraldehyde
sodium hypochloride > povidone iodine
소독용 ethanol > crezol
양성이온 계면활성제 > chlorhexidine
benzalkonium chloride

3. 소독제의 종류(강한 순서)

① ethylene oxide gas
② glutaraldehyde
③ sodium hypochloride
④ povidone iodine
⑤ 소독용 ethanol
⑥ crezol
⑦ 양성이온 계면활성제
⑧ chlorhexidine
⑨ benzalkonium chloride(양이온 계면활성제)

VIII

TIP

소독제 정리

① 글루타르알데히드(glutaraldehyde)
포름알데히드(formaldehyde)나 포르말린(formalin)
(= formaldehyde+methanol)보다도 항균력이 강한 알데히드이다. Glutaraldehyde ≒ formal dehyde로 간주해도 된다.

② 열
100℃로는 아포를 죽일 수 없다. 즉 끓임으로써 소독은 가능해도 멸균은 불가능하다.

③ 차아염소산 나트륨(sodium hypochloride)
나트륨을 소다라고도 한다. 따라서 차아염소산나트륨을 차아염소산소다라고도 한다. 차아염소산나트륨은 글루타르알데히드(glutaraldehyde)와 같은 강력한 소독제이다. 시간을 들인다면 멸균도 가능하며 결핵균도 죽일 수 있다.

④ 계면활성제
계면활성제에는 양이온, 음이온, 양성이온, 비이온성이 있는데, 소독제로 사용할 수 있는 것은 「양이온」과 「양성이온」 계면활성제의 2종류이다. 우리들이 일상적으로 사용하고 있는 비누는 음이온 계면활성제이기 때문에 양이온 계면활성제(구체적으로는 Benzalkonium chloride)를 「역성비누」라고도 한다.

5 정리

소독을 소홀히 해서 환자에게 감염증을 유발시키는 일은 절대로 있어서는 안 된다. 따라서 어떤 소독제를 사람에게 쓸 수 있고 또 어떤 미생물을 죽일 수 있는지 아는 것이 중요하다.

1) 사람에게 사용할 수 있는 일반적인 소독제 4종류

- 요소제제
- chlorhexidine
- benzalkonium chloride
- ethanol

2) 죽이기 힘든 미생물

- 아포
- 결핵균
- B형간염 바이러스

TIP

요소제제

요소제제 중에서 소독제로 사용 가능한 것은 다음과 같다.

- 요오드팅크
- 포비돈요오드
- 요오드글리세린

요오드팅크는 요소와 ethanol의 복합제이다. 요소가 유리된 상태이기 때문에 피부에 자극성이 강하다는 것이 단점이다. 이것을 극복한 것이 포비돈요오드(povidone iodine)로, 요소에 어떤 물질을 결합시킴으로써 서서히 요소를 유리시킬 수 있다. 즉, 포비돈요오드는 요오드팅크의 살균력을 유지시킨 상태에서 자극성을 약화시킨 약이다. 갈색 소독약을 보면 모두 포비돈요오드라고 생각해도 될 정도로 많이 쓰이고 있다. 요오드글리세린은 주로 이비인후과 영역에서 사용된다. 요오드글리세린에는 글리세린이 들어 있어 요소의 자극성이 약화되어 있다.

C 항미생물제

1 왜 약을 복용하는가?

미생물에 감염되었다면 약을 복용하는 것이 가장 좋다. 그러나 약을 복용하여도 효과가 없는 경우가 있고, 약 때문에 균교대현상(microbial substitution)과 같은 2차 피해가 발생하여 감염이 장기화되는 경우도 종종 있다.

지금까지 배운 소독이나 멸균을 인체에 대해서도 실시할 수 있다면 이러한 걱정은 사라질 것이다. 포비돈요오드(povidone iodine)를 몸 깊숙한 곳까지 투여할 수 있다면 얼마나 편할까? 또 글루타르알데히드(glutaraldehyde)를 전신에 투여할 수 있다면 이론상 프리온(prion) 이외의 모든 미생물을 죽일 수가 있을 것이다.

그러나 유감스럽게도 사람의 몸은 그렇게 강하지 못하다. 미생물도 죽지만 사람도 죽고 만다. 그래서 인체에는 해가 없고 미생물만을 죽일 수 있는 것을 찾는 것이다. 그중의 하나가 '약'이다. VIII

2 항생제

1. 항생제의 정의

먼저, 역사부터 살펴보자. 미국에 Waksman이라는 학자가 있었는데, 그는 흙 속에 있는 많은 방선균을 오랫동안 연구하였다. 그의 연구주제는 「방선균의 대사산물 중에서 항균력을 나타내는 물질의 연구」였다. 그가 바로 항생제(antibiotics)라는 말을 처음 만들어 낸 사람이다(Waksman은 streptomycin을 발견한 사람이기도 하다).

그의 정의에 의하면, 「항생제란 미생물이 생산하는 화학물질로 다른 미생물의 증식을 억제하거나 또는 살균하는 것」이다.

정의를 잘 생각해 보면 생물계가 흥미롭게 느껴질 것이다. 어떤 종류의 균은 자신들만이 살아가기 위해서 항생제를 마구 퍼뜨려 다른 것들을 견제한다(**그림 8-3**).

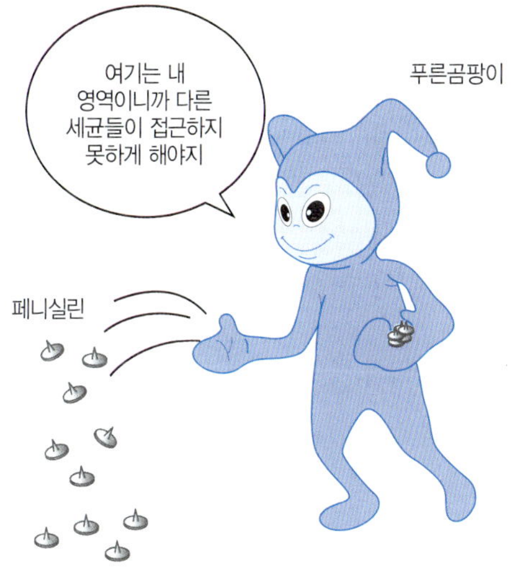
여기는 내
영역이니까 다른
세균들이 접근하지
못하게 해야지
푸른곰팡이
페니실린

[그림 8-3] 푸른곰팡이의 전략

항생제가 처음 등장한 것은 1929년으로 Fleming에 의해 페니실린이 발견되면서이다(물론, 이때에는 항생제라는 이름은 없었다). 곰팡이가 만드는 페니실린은 세균을 죽인다.

2. 항미생물제와 항생제의 관계

- 「미생물을 죽이는 약 = 항생제」는 아니다
- 미생물이 만들어내는 것이 「항생제」이다
- 그러나 미생물이 만들어내는 것은 항생제뿐만이 아니다

1) 항미생물제는 어떻게 만들어졌는가?(항생제)

항미생물제의 origin, 즉 아이디어의 원천이 「미생물」에 있는지의 여부에 따라 나누어진다. 예를 들어 페니실린은 푸른곰팡이라는 미생물에서 분리되었으므로 아이디어의 원천은 미생물이다. 이 아이디어에 따라 지금은 페니실린의 기본구조를 가진 약제가 잇달아 공업적으로 개발되고 있다.

항균력을 가진 어떤 물질을 발견하면 그 구조를 조금 바꾸어, 보다 사용하기 쉽게 그리고 보다 강력하게 개발한다. 이 최초의 발견이 미생물에서 유래된 경우에 그 물질을 항생제라고 한다(그림 8-4).

2) 항미생물제는 어떻게 만들어졌는가?(항생제 이외)

예를 몇 가지 들어보자.

Sulfa제는 항생제가 아니다. 1933년 독일의 Domagk, G는 색소의 일종이 streptococcus에 효과가 있다는 것을 발견하고 연구를 계속한 결과, 그 색소에 있는 sulfa제(sulphanilamide) 부분에 항균력이 있다는 것을 밝혀냈다. 이렇게 해서 sulfa제가 탄생된 것이다. 원천을 거슬러 올라가면 「색소」이다.

New quinolone도 항생제가 아니다. 항말라리아약인 chloroquine을 합성했을 때의 부생성물에 항균력이 있다는 것을 우연히 발견하여, 그것을 조금 변형시킨 것이 new quinolone이다. 또 항바이러스제는 핵산(DNA, RNA)을 모방하여 만든 것이 많다.

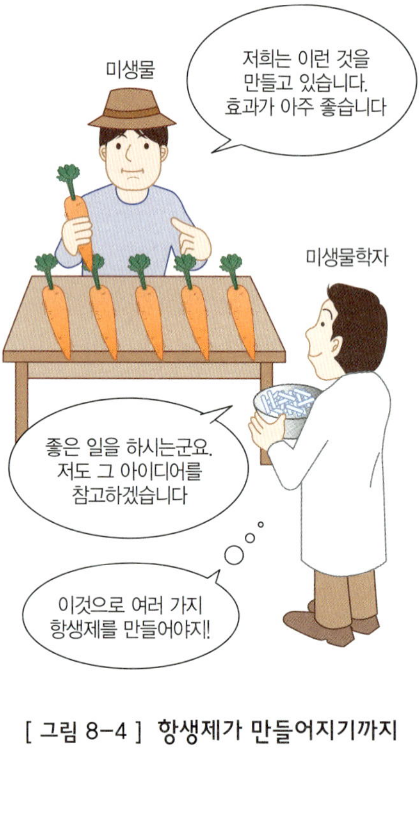
미생물
저희는 이런 것을 만들고 있습니다. 효과가 아주 좋습니다
미생물학자
좋은 일을 하시는군요. 저도 그 아이디어를 참고하겠습니다
이것으로 여러 가지 항생제를 만들어야지!

[그림 8-4] 항생제가 만들어지기까지

3. 항생제의 다른 작용

세균을 비롯한 미생물에서 얻을 수 있는 물질은 수없이 많은데 그 대표적인 것이 「항생제」이다. 그런데 최근에는 항생제라는 말이 상당히 넓은 의미를 가지게 되었다. 본래의 의미는 「다른 미생물의 증식을 억제하거나 살균하는 것」이다. 그러나 항생제 중에는 이외에도 생리활성을 가진 것이 있다는 사실이 점차 알려지게 되었다. 처음 부분에 「미생물이 만들어 내는 것은 항생제만이 아니다」라고 했지만, 정확하게는 「미생물이 만들어내는 것은 미생물의 증식을 억제하거나 살균할 뿐만 아니라 다른 생리활성도 갖는다」가 된다.

항암제, 면역억제제에는 미생물에서 유래한 것이 상당히 많다.

- **actinomycin D** : Wilms 종양에 사용
- **bleomycin** : 편평상피암에 사용, 부작용으로 폐섬유증(pulmonary fibrosis)
- **ristocetin의 응집능 저하** : von Willebrand병, Bernard-Soulier 증후군 } 에 사용

3 항균제

항미생물제에서 가장 외우기 힘든 것이 항균제이다.

우선 항균제의 "ㅇㅇ계"를 알아야 한다. 가장 중요한 것은, 「β-lactam계 항생제로는 효과가 없는 세균감염증」이 몇 개 있다는 것을 알아야 한다. 그리고 가능하다면 각각 약의 작용기전도 함께 알아두기 바란다.

4 항바이러스제

항바이러스제는 크게 3개의 축으로 구성된다. 하나는 면역글로빈, 또 하나는 인터페론(interferon), 마지막은 핵산과 아주 유사한 물질이다.

항바이러스제
- 면역글로불린
- 인터페론
- 핵산유사물질

1. 면역글로불린 Immunoglobulin

중화항체라고 불리는 것으로, 이 면역글로불린이 바이러스에 결합해서 바이러스의 독성을 제거한다. 바이러스성 질환을 예로 들어 설명하면,

- 혈액오염 사고 후(바늘에 찔리는 등)의 B형간염 발병 예방
- 신생아 B형간염 예방

에 대해서 anti-HBs human immunoglobulin을 투여한다.

2. 인터페론 Interferon : IFN

Interferon(IFN)은 cytokine의 하나로서 원래는 생체내에 존재하는 단백질이다. α, β, γ의 3종류가 있으며, 이름은 「바이러스 증식을 interfere한다(방해한다, 간섭한다)」는 의미에서 유래되었다.

그 후의 연구에서는 최초에 발견된 항바이러스 작용 이외에 항종양 작용이 있다는 것이 밝혀졌다. 이 2가지 작용을 연결하는 점이 면역이며, 면역계에 의한 배제 체계의 하나를 인터페론이 담당하고 있다고 할 수 있다.

항바이러스 작용을 이용해서

- B형간염
- C형간염

에 적극적으로 사용된다.

또한, 항종양 작용의 임상응용으로서

- 만성 골수백혈병(CML)
- hairy cell leukemia
- 다발골수종(multiple myeloma)
- 악성 흑색종(malignant melanoma)
- 신장암
- 아교모세포종(glioblastoma), 속질모세포종(medulloblastoma), 별세포종(astrocytoma)

등에 사용되는데, 특히 「만성 골수백혈병」의 치료에 사용된다는 것을 기억해 두자.

3. 핵산 유사물질

항바이러스제의 핵산 유사물질은 얼마 되지 않는다. 왜냐하면 사용할 수 있는 약이 아주 조금밖에 없기 때문이다.

TIP

사람면역글로불린과 anti-HBs 사람면역글로불린

사람의 혈청에서 얻은 면역글로불린은 「사람면역글로불린(human immunoglobulin)」이라 하고, 말의 혈청에서 얻은 것은 「말면역글로불린」이라 한다. 「항~」이 붙어 있지 않은 것은 어떤 항원과 결합할지 모르는 많은 종류의 면역글로불린이 섞여 있는 것이다.

가와사키병이나 특발성 혈소판감소자색반(ITP)에서 사용하는 사람면역글로불린은 여러 가지가 혼합된 글로불린이다. 이에 비해 anti-HBs 사람면역글로불린은 HBs항원에만 특이적으로 결합하는 글로불린의 집합이다.

단순히 면역글로불린이라고 하여도 그것이 특이적인 것인가 혼합된 것인가에 주의하기 바란다. 특이적인 것은 반드시 앞에 '항'자가 붙어 있다.

혼합된 사람면역글로불린을 사용하는 경우

- 가와사키병의 급성기
- 특발성 혈소판감소자색반(ITP)
- hypo~agammaglobulinemia

VIII

5 항암제

항암제 중에도 purine 염기나 pyrimidine 염기의 유도체가 있다. 목적은 이상한 염기를 끌어들여 암의 증식을 억제하는 데에 있다.

형태만 보고 이해할 수 있으면 된다. 잘 알려져 있는 부분만 소개하겠다(**그림 8-5**).

6 항진균제

세균감염증의 경우는 어떤 약이 효과가 있는지 생각할 필요가 있지만, 진균감염증에 대해서는 「amphotericine B」만 기억하면 충분하다 (*P. carini*는 진균이지만, 이것은 예외이다).

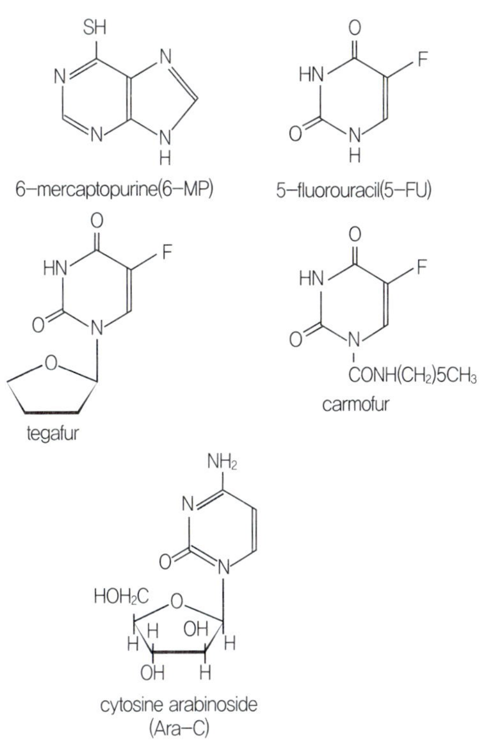

[그림 8-5] **항암제**

1. 항진균제의 종류와 작용 (표 8-1)

암포테리신 B는 강력한 항진균력을 가지고 있지만, 부작용 빈도도 높다. 최근 개발된 미카판긴(micafungin : MCFG)은 진균에 특유한 β-D-글루칸 합성효소를 목적으로 하고 있기 때문에, 선택독성이 높다(부작용이 적다).

이외에도, 주로 표재성 진균증(superficial mycosis)의 외용약으로 사용되는 것에는 글리세오플루빈이나 테르비나핀 등이 있다.

항진균제		균종별 항진균 활성				약리작용	부작용
		칸디다	크립토콕쿠스	아스페르길루스	접합균		
폴리엔(polyene)계	암포테리신 B (amphotericin B)	◎	◎	◎	○	▪ 세포막의 에르고스테롤에 결합해 세포막을 파괴한다. ▪ 사람 세포막의 콜레스테롤에도 작용하기 때문에 부작용이 크다. ▪ 리포솜 암포테리신 B는 암포테리신B보다 부작용이 작다.	▪ 발열, 오한 ▪ 신장장애(급성요세관괴사) ▪ 저칼륨혈증
	리포솜 암포테리신 B (liposome amphotericin B)	◎	◎	◎	○		
아조르(azole)계	미코나졸 (miconazole)	○	△	○	×	▪ 세포막의 에르고스테롤의 합성과정을 저해한다. ▪ 폴리엔계보다 부작용이 적다. ▪ imidazole계(미코나졸 등)와 트리코나졸계로 크게 나뉜다.	▪ 간장애 ▪ 위장장애
	플루코나졸 (fluconazole)	◎*	◎	×	×		
	이트라코나졸 (itraconazole)	◎	◎	◎	△		
	보리코나졸 (voriconazole)	◎	◎	◎	×		
플루오로피리미딘(fluoropyrimidines)계	플루시토신 (flucytosine: 5-FC)	○*	○	△	×	▪ 진균 내에서 시토신디아미나제(cytosine deaminase)에 의해 5-FU**로 변환되어 핵산합성을 저해한다. ▪ 사람 세포는 cytosine deaminase 활성이 약하기 때문에, 비교적 부작용이 적다.	▪ 골수기능억제(혈구 ↓) ▪ 위장장애
칸딘(candin)계	미카판긴 (micafungin)	◎	×	◎	×	▪ 세포벽의 β-D-글루칸 합성을 저해한다. ▪ 부작용이 적지만, β-D-글루칸이 부족하거나, 또는 적은 것(접합균, 크립토콕쿠스)에는 효과가 없다.	▪ 심각한 것은 없다

* 내성을 가진 균종이 증가하고 있다.

** 5-FU는 피리미딘 대사에 길항해 핵산합성을 저해한다. 항암제로서 사용되고 있다.

[표 8-1] 항진균제의 종류와 작용

TIP

항진균제의 개발

항진균제의 종류가 적은 이유에 대해서 살펴보자. 「원핵세포」와 「진핵세포」의 차이를 기억하는가? (p.7) 인간의 세포는 진핵세포이며 세균은 원핵세포이다. 그러나 진균은 인간과 같은 「진핵세포」이다. 세균세포와 인간세포에는 차이점이 많기 때문에 인간에게는 작용하지 않고 세균에만 작용하는 약을 만들기가 쉽다. 그러나 진균세포와 인간세포에는 그다지 큰 차이점이 발견되지 않기 때문에 진균에만 작용하는 항진균제를 개발하기가 어렵다(그림 A).
따라서 항진균제의 종류가 적은 것이다.

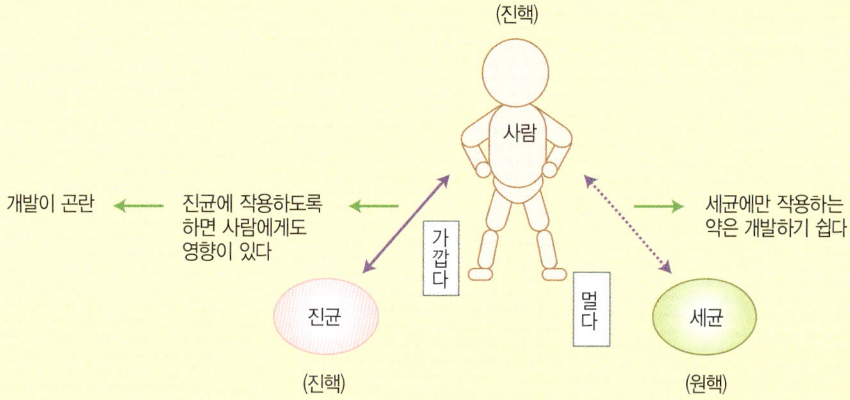

[그림 A] 항진균제의 개발

TIP

항생제는 진균에 효과가 없는가?

항생제는 진균에 효과가 없다고 생각하는 사람이 있는데, 그것은 잘못된 생각이다.

일반적으로 우리들은

항생제 = 항균제

라는 도식을 생각한다. 정확하게는 "="이 아니라 "≒"이다. 2가지 예외를 들어보면 우선, new quinolone은 항균제이지만, 항생제는 아니다. 또한 amphotericin B는 항진균제이지만, 항생제이기도 하다.

그러나 실제의 임상에서는 아무도 amphotericin B를 항생제라고 말하지 않는다.

따라서 항생제 =항균제라고 해도 충분히 의미가 통하지만, 일단은 정확한 지식을 갖도록 하자. 병원에서 흔히 들을 수 있는 대화 2가지를 소개한다.

〈대화 1〉

Dr. A : 「요로 감염증이 의심되는데, 어떻게 할까요?」

Dr. B : 「항생제를 처방하게」

Dr. A : 「new quinolone을 처방하겠습니다」

…new quinolone은 항균제이지만, 항생제는 아니기 때문에 잘못된 처방이다…

〈대화 2〉

Dr. C : 「이 환자는 일종의 감염증 같은데, 항생제를 투여해도 좋아지지 않습니다」

Dr. D : 「항생제가 효과가 없다면 진균감염증도 의심이 되는군요.」

Dr. C : 「항생제 투여를 중지하고 amphotericin B를 정맥주사해 보겠습니다.」

…amphotericin B는 실은 항생제이다…

ADVANCED STUDY

미생물과의 전쟁–백신

백신의 역사

백신이란 어떤 미생물에 대한 면역을 도입하기 위한 재료를 말한다.

좀 더 자세하게 살펴보기로 하자.

1) 백신의 역사 : 제너와 천연두

제너(Jenner, E.)는 소의 젖을 짜는 사람들이 우두에 감염되면 그 후에는 천연두에 걸리지 않는다는 이야기를 듣고 흥미를 느끼게 되었다. 그리고 우두가 인간에게는 거의 해가 없다는 것을 확인한 후, 우두에 감염된 여성의 고름을 건강한 소년에게 이식하였다(상처를 내고 고름을 발랐다). 2개월 후에 소년에게 천연두 환자의 농을 이식했으나 소년은 천연두에 걸리지 않았다. 이것이 1796년의 일이다. 그로부터 200년 후인 1980년에 WHO는 천연두 근절 선언을 하였다.

2) 백신이라는 이름의 유래 : 파스퇴르

파스퇴르(Pasteur)는 사람이나 가축에 대한 백신을 끊임없이 개발해 나갔다. 그는 자신이 개발한 광견병 바이러스 약독주(약독주에 대해서는 나중에 설명)에, 제너의 공적을 찬양해 '광견병 백신'이라고 이름을 붙였다.

Variolae vaccinae란 우두를 말하는 것으로, 특히 소를 라틴어로 vacca라고 한다. 파스퇴르는 면역획득에 작용하는 것을 우두의 이름을 따서 vaccinae라고 명명하였다. 이후 세계의 연구자들은 파스퇴르를 모방하여 모든 면역제를 백신이라고 명명하게 되었다.

* 현재 광견병에 대해서는 불활성 백신을 사용하고 있다.

백신의 종류

백신
- 생백신(약독주)
- 불활성 백신
- 톡소이드

1. 약독주 Live attenuated vaccine

제너나 파스퇴르가 개발한 백신은 살아있는 미생물이었다. 즉, 미생물을 몇 세대나 배양해서 그 감염력, 인체에 대한 독성을 줄인 것이었는데, 이와 같은 것을 약독주라고 한다.

우두바이러스는 자연적으로 존재하는 천연두 바이러스의 약독주였던 것이다.

이런 유형의 백신은 약독화되어 있지만, 살아있기 때문에 생백신이라고 부른다.

VIII

2. 불활성 백신 Killed or inactivated vaccine

모든 미생물이 약독화에 성공하는 것은 아니다. 그래서 등장한 것이 불활성 백신이다. 살아있는 미생물을 감염시키지 않아도 미생물의 사체에서 면역이 도입되는 경우가 있다는 사실을 알게 되었다. 바이러스에서는 광견병바이러스, 세균에서는 콜레라균, 페스트균, 장티푸스균이다. 이들의 사체를 접종하면 면역을 획득할 수 있다.

B형 간염바이러스백신도 불활성 백신의 한 종류이다. 불활성 백신 자체에는 증식력이 전혀 없으므로 안전하다.

3. 톡소이드 Toxoid

세균 감염증에서는 세균이 내놓는 독소(단백질의 일종)가 원인이 되어 증상을 일으킨다. 그러나 이 독소에 대한 항체가 존재하면 독은 중화되어 증상이 나타나지 않는다.

그래서 독소에 대한 면역을 도입하기 위해 연구를 거듭한 결과, 만들어진 것이 톡소이드이다. 톡소이드란 독소에 포르말린(formaldehyde)을 결합시킨 것으로 독성은 전혀 없음에도 불구하고 항원성이 보존되어 있어, 면역획득에 있어서는 아주 좋은 백신이다. 파상풍 톡소이드는 잘 알려져 있다.

톡소이드는 넓은 의미의 불활성 백신이다.

백신 접종으로 획득할 수 있는 면역

1. 생백신 Live vaccine

생백신은 체내에 들어온 후 혈류를 통해 감수성이 있는 세포내에서 증식한다. 혈류를 통해서 체액면역을 획득하며, 일단 세포내로 들어와 버리면 체액면역은 힘을 잃어버린다. 그래서 세포면역이 작용하여 생백신과 함께 감염세포를 배제한다. 이렇게 해서 생백신에 대한 체액면역과 세포면역을 획득할 수가 있는 것이다.

이것은 동시에, 목표로 하는 미생물에 대한 체액면역, 세포면역을 획득했다는 것을 의미한다.

〈생백신〉

- Measles(홍역)백신
- Mumps(볼거리)백신
- Rubella(풍진)백신
  (이 3가지를 MMR)
- 수두백신
- polio백신
- BCG백신
- 황열백신
  (BCG만 세균이고, 나머지는 모두 바이러스)

2. 불활성 백신

체액면역을 획득하는 것은 가능해도, 세포면역은 획득할 수 없다. 왜냐하면 죽은 미생물은 세포를 감염시키지 않기 때문에 감염세포를 죽이도록 작용하는 세포면역은 작용하지 않는 것이다.

〈불활성 백신〉

- B형 간염백신
- A형 간염백신
- 일본뇌염백신

- 인플루엔자백신
- 광견병백신
- 콜레라백신

3. 톡소이드 Toxoid

독소에 대한 체액면역만을 획득할 수 있다. 세균 자체에 대한 체액면역, 세포면역은 획득할 수 없다. 즉, 톡소이드를 투여했다고 해서 디프테리아의 감염을 막을 수는 없지만, 디프테리아 감염에 의한 증상은 막을 수 있는 것이다.

〈톡소이드〉

- Diphtheria(디프테리아) toxoid
- Pertussis(백일해) toxoid
- Tetanus(파상풍) toxoid
  (이 3가지를 DPT)

4. 주사와 경구투여

백신은 polio를 제외하고 모두 피하주사한다. 그러면 왜 polio만은 경구투여를 해야 할까?

경구투여하면 장관 상피에서 국소면역이 작용하여 분비형 IgA가 많이 생산된다. Poliovirus는 우선 장관에서 증식한다. 그다음에 전신으로 이동된다. 가장 먼저 장관에서의 증식을 억제하려는 것이 경구투여의 목적이다.

비슷한 개념으로 코를 통해 투여할 수 있는 백신의 개발이 요구되는 바이러스가 있다. 바로 인플루엔자바이러스이다. 인플루엔자바이러스는 바이러스혈증을 막는 것보다 먼저, 상기도에서의 증식을 막는 것이 증상 완화에 중요하기 때문이다.

대부분의 백신을 접종하는 간격은 다음과 같다.

- 생백신 → 4주간
- 불활성 백신 → 2주간

5. 정리

표 8-2를 보자. 세포면역을 획득하려면 생백신을 투여해야 한다고 기억하면 된다.

	체액 면역	세포 면역	국소 면역
생백신(피하주사)	○	◎	×
생백신(경구투여)	○	○	◎
불활성 백신(toxoid 포함)	◎	×	×

◎ : 획득 가능　○ : 특히 중요

[표 8-2] 백신과 획득 가능한 면역

각론

Ⅸ 패혈증

A 패혈증과 감염증 Sepsis and infection(Infectious disease)

1 감염증에서의 패혈증에 대한 이해

감염증은 2가지의 개념에서 동시에 공부해 나가야 한다. 하나는 장기별로 공부하는 것이고, 또 하나는 미생물별로 공부하는 것이다.

장기별로 공부한다는 것은 예를 들어 '호흡기 감염증, 중추신경계 감염증…'과 같은 분류로 공부하는 것이고, 미생물별로 공부한다는 것은 예를 들어 '연쇄상구균(streptococcus)은 성홍열, 류마티스열…'등과 같이 공부하는 것이다(**그림 9-1**).

이 책의 총론부분(1장~9장)에서는 미생물별로 공부하였고, 이 장(chapter)부터는 장기별로 공부하기로 한다.

그러면, 장기별 공부에서 패혈증은 어떤 위치에 놓이게 될까? 좀 더 자세하게 살펴보기로 하자.

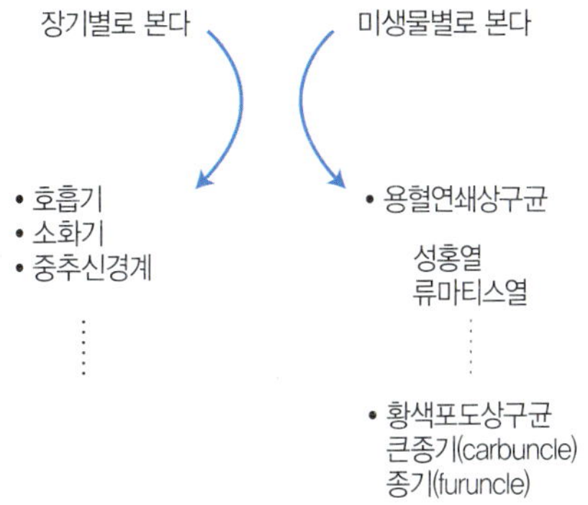

[그림 9-1] 감염증을 이해하는 방법

2 패혈증의 정의

1991년에 미국 흉부질환학회와 응급의학회는 합동으로 패혈증에 대한 정의를 제안하였다. 현재는 이 정의가 널리 인정을 받고 있다.

먼저 **표 9-1**을 보자. 아직 공부하지 않은 SIRS(systemic inflammatory response syndrome : 전신염증반응 증후군)가 나온다. 패혈증을 공부하기 전에 SIRS에 대하여 먼저 이해할 필요가 있다.

1. 전신염증반응증후군(SIRS)과 감염증

패혈증은 한마디로 전신이 침범당하는 장기 감염증이다. 미생물에 감염되었을 때의 면역계의 반응을 생각해 보자. 미생물이 침입하면 면역담당세포, 즉 대식세포와 T림프구, B림프구, 호중구 등이 서로 사이토카인(cytokine)을 내놓아 세포면역과 체액면역을 최대한 가동시킨다. 그 결과 미생물을 체내에서 몰아낼 수 있다.

미생물의 침입은 국소(local)에서 시작하여 국소로 끝나는 경우가 많다. 그러나 사이토카인은 혈류를 타므로 국소에만 머무르지 않는다. 전신을 도는 사이토카인은 전신성 반응(systemic reaction)을 일으킨다.

예를 들면, influenza virus에 감염된 경우를 생각해 보자. influenza virus는 상기도에서 증식하며 동시에 고열을 일으킨다.

그것은 influenza virus와 싸우는 면역계가 방출한 cytokine이 뇌의 시상하부에까지 이르러 발열중추를 건드리기 때문이다. 이것은 정도만 다를 뿐, SIRS의 개념을 나타내는 하나의 예라고 볼 수 있다.

감염(infection)	미생물의 존재 또는 미생물이 본래 무균상태인 숙주조직을 침입함으로써 나타나는 염증반응이 특징적인 현상이다.
균혈증(bacteremia)	혈액 중에 생균이 존재한다.
전신성 염증반응 증후군 (systemic inflammatory response syndrome : SIRS)	여러 가지의 위중한 임상적 침습에 대한 전신염증반응으로 이 반응은 아래 2가지 또는 그 이상의 항목에 의해 명확해진다. (1) 체온 > 38℃이거나 < 36℃ (2) 심박수 > 90/분 (3) 호흡수 > 20/분 또는 $PaCO_2$ < 32mmHg (4) 백혈구수 > 12,000/㎕, < 4,000/㎕, 또는 간상핵호중구(band neutrophil) > 10%
패혈증(sepsis)	감염에 대한 전신성 반응이며, 감염의 결과로서 아래의 2가지 또는 그 이상의 항목의 의해 분명해진다. (1) 체온 > 38℃ 이거나 < 36℃ (2) 심박수 > 90/분 (3) 호흡수 > 20/분 또는 $PaCO_2$ < 32mmHg (4) 백혈구수 > 12,000/㎕, < 4,000/㎕, 또는 간상핵호중구 > 10%
중증 패혈증 (severe sepsis)	장기기능장애, 저관류, 또는 저혈압을 동반하는 패혈증으로 저관류와 관류이상은 젖산산증(lactic acidosis), 핍뇨(oliguria), 또는 정신상태의 급성 변화를 포함하지만 여기에만 국한되지는 않는다.
패혈쇼크 (septic shock)	젖산산증(lactic acidosis), 핍뇨(oliguria), 정신상태의 급성 변화를 포함하는데, 여기에만 국한되지 않고 관류이상을 동반하여 적절한 수액에도 반응하지 않는 패혈증 기인성 저혈압이다. 강심제 또는 승압제를 투여받는 환자에서는 관류이상은 나타나도 저혈압은 나타나지 않는 경우가 있다.
패혈증 기인성 저혈압 (sepsis-induced hypotension)	저혈압을 초래하는 원인이 발견되지 않는 경우의 수축기혈압 < 90mmHg 또는 기준 혈압에서 > 40mmHg 이상 저하된다.
다장기 기능장애 증후군 (multiple organ dysfunction syndrome : MODS)	급성질환자는 치료 없이는 항상성을 유지할 수 없을 정도로 장기기능이 변화된다.

[표 9-1] 패혈증과 장기부전의 정의

2. 전신염증반응증후군(SIRS)과 외상

발목을 삔(염좌 ; sprain) 경우를 생각해 보자. 바로 부어오르는데, 실은 이것도 사이토카인 때문이다.

염좌란 결합조직(주로 인대)의 파괴로서, 이를 회복시키기 위해 세포가 사이토카인을 방출한다.

이 때문에 혈관의 투과성이 항진하여 붓거나 열이 나기도 한다. 물론 사이토카인 덕분에 손상 부위는 회복된다.

발목을 삔 정도로 SIRS가 되지는 않지만, 교통사고 등으로 인하여 신체의 여러 부위를 다치거나(다발외상) 개복수술을 받게 되면 그 침습을 치유하기 위하여 사이토카인이 대량으로 방출된다.

3. SIRS와 hypercytokinemia

SIRS와 hypercytokinemia(사이토카인 과분비)는 동의어로 볼 수 있다. 사이토카인(Cytokine)은 수십 종류나 있는데, SIRS의 원인이 되는 cytokine은 TNF-α, IL-1, IL-6, IL-8 등으로(외울 필요는 없다) 염증성 cytokine이라 불리는 것이다. 이들은 다른 매개체(mediator)를 활성화하여 염증반응이 연쇄적으로 진행된다.

4. SIRS(전신염증반응증후군)의 정의

SIRS는 다음과 같이 정의된다.

다양하고 위중한 임상적 침습에 대한 전신성의 염증반응이다. 반응은 아래 2가지 또는 그 이상의 항목에 의해 명확해진다.

① 체온>38℃ 또는 <36℃

② 심박수>90/분

③ 호흡수>20/분 또는 $PaCO_2$<32mmHg

④ 백혈구수>12,000/㎕, 4,000/㎕, 또는 간상핵호중구<10%

SIRS의 정의에 cytokine이라는 글자는 나오지 않는다. SIRS는 어디까지나 임상증상을 주체로 한 질환개념이며, cytokine은 그 병태생리에 깊이 관여하기 때문이다.

5. 패혈증의 정의

패혈증은 다음과 같이 정의한다.

감염에 대한 전신성 반응이다. 감염의 결과로서 아래의 2가지 또는 그 이상의 항목에 의해 명확해진다.

① 체온>38℃ 또는 <36℃

② 심박수>90/분

③ 호흡수>20/분 또는 $PaCO_2$<32mmHg

④ 백혈구수>12,000/㎕, <4,000/㎕, 또는 간상핵호중구>10%

SIRS와 항목이 동일하다. ①~④의 원인이 감염인 경우를 패혈증으로 정의한다.

각 항목을 달리 표현하면 다음과 같다.

① 고체온(hyperthermia) 또는 저체온(hypothermia)

② 빈맥/빠른맥(tachycardia)

③ 빠른호흡(tachypnea)이나 여기에 속발하는 저탄산혈증(hypocapnaemia)

④ 백혈구의 증가나 감소 또는 핵의 왼쪽 이동

이러한 간편한 정의가 모두에게 인정을 받으며 세계적으로 보편화되고 있다.

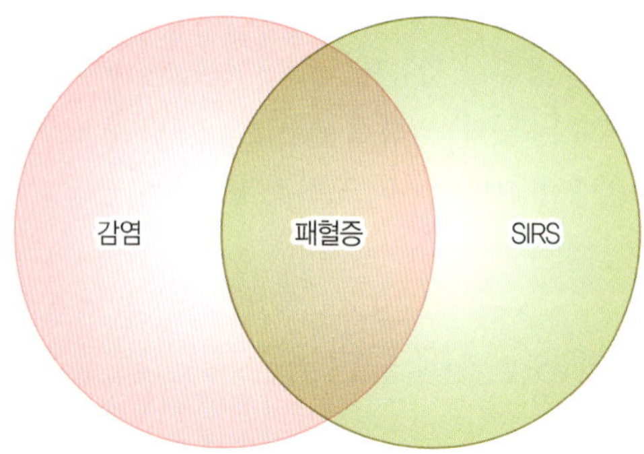

[그림 9-2] 패혈증의 위치

그림 9-2는 'SIRS 중에서 감염을 배경으로 한 것이 패혈증'이라는 정의를 잘 나타내고 있다.

6. 패혈증과 균혈증의 차이

혈액 중에 세균이 존재하는 것이 균혈증이다. 반드시 외워두어야 할 점은 다음 2가지이다.

〈기억해야 할 점〉

① 세균이 혈액 중에 존재하여도(균혈증), SIRS(패혈증)가 되지 않는 경우가 있다.

② 패혈증이라고 해도 항상 혈액 중에 균의 존재를 증명할 수 있는 것은 아니다.

특히, ②가 중요하다. 패혈증이 의심되어 혈액배양을 한다고 해도 반드시 균의 존재를 증명할 수 있는 것은 아니다. 반대로 말하면 균을 분류할 수 있는 경우가 드물다는 것이다.

균혈증은 세균에 대하여 사용하는 말이다. 다른 미생물에 대해서는 진균혈증(fungemia), 기생충혈증(parasitemia), 바이러스혈증(viremia)이라는 말을 사용한다.

3 감염에서 패혈증이 되기까지

미생물에 감염되면, 왜 hypercytokinemia가 되는 것일까? 그 이유는 앞에서 면역계가 작용하기 때문이라고 간단하게 설명했는데, 여기에서 좀 더 자세히 살펴보겠다.

LPS나 엔도톡신(내독소)이라는 말을 기억하고 있는가? 그것은 그람음성균의 세포벽에 있는 독이다.

실제로 LPS는 면역담당 세포에서 염증성 사이토카인을 방출시키는 물질이다. 그람음성균에 감염되면 균에 붙은 LPS가 hypercytokinemia를 유발하여 패혈증으로 진행된다.

염증성 사이토카인의 생산을 유발하는 물질은 LPS만이 아니다. LPS 이외의 세포벽산물과 외독소에 해당하는 exotoxin A, TSST-1(toxic shock syndrome toxin-1, S. aureus가 생산하는 외독소), enterotoxin 등도 hypercytokinemia를 일으키고, 바이러스 항원이나 진균 항원 중에도 hypercytokinemia를 일으키는 것이 있다.

병원미생물에서 유래한 물질이 hypercytokinemia를 일으켜 패혈증(= SIRS)으로 발전하는 것이다.

미생물 감염 → LPS → hypercytokinemia → 패혈증

4 패혈증의 원인 미생물

패혈증 환자의 혈액을 배양하여 원인 미생물을 분류한다. 실제로는 분류할 수 없는 경우가 많다고 앞에서 설명하였다. 그러나 적지만 분류할 수 있는 경우가 있는데, 그 경우에는 어떠한 균들이 많이 발견될까?

대략의 수치를 나타내면 아래와 같다.

① 호기성 그람양성균 ············· 약 55%
② 호기성 그람음성균 ············· 약 30%
③ 혐기균 ································ 약 10%
④ 진균 ··································· 약 10%

IX

TIP

그람양성균은 패혈증을 일으키지 않는다?

「패혈증의 원인은 endotoxin뿐」인 것으로 알고 있는 사람도 가끔 있으며, 실제로 그렇게 설명한 책도 자주 눈에 띈다. 이것은 잘못된 것이다. 만약, 이러한 주장이 옳다면, 「그람양성균은 패혈증을 일으키지 않는다」는 것이 된다. 그러나 패혈증 환자에서 분리된 균을 보면 알 수 있듯이 그람양성균도 패혈증을 일으킨다.

아래 문장에 ○×를 표시해 보자.

1. 그람음성균은 endotoxic shock을 일으킨다.
2. 그람양성균은 endotoxic shock을 일으킨다.
3. 그람음성균은 패혈증(sepsis)을 일으킨다.
4. 그람양성균은 패혈증(sepsis)을 일으킨다.
5. 그람음성균은 septic shock를 일으킨다.
6. 그람양성균은 septic shock을 일으킨다.

정답은, 2가 ×이고 나머지는 전부 ○이다. 정의는 항상 확실하게 파악해 두기 바란다.

5 패혈증에 대한 항균제 치료

혈액 중의 균을 분류하지 못해도 SIRS의 정의를 충족시키면 항균제 치료를 시작한다. 그러면 어떤 균을 상정하여 어떤 항균제를 사용하면 되는가?

패혈증의 대부분은 호흡기 감염증이나 요로 감염증 등의 국소감염으로부터 시작되는데, 국소에서 번식한 균 또는 균독소가 혈류를 타는 것이 계기가 되어 패혈증으로 진행한다.

이 경우에는 감염장기에서 원인균을 분류하여 이 균에 효과가 있는 항생제를 선택한다.

장기	검출되기 쉬운 균
호흡기	*P.aeruginosa, S.aureus*, 혐기균
소화기·간·담낭	*E.coli, P.aeruginosa*, 혐기균
요로	*E.coli, P.aeruginosa, Enterococcus*
욕창	*S.aureus, P.aeruginosa*, 혐기균
혈관 카테터	*S.aureus, S.epidermidis, Candida*
화상	*S.aureus, P.aeruginosa*

[표 9-2] 각 장기 감염증에서 검출되기 쉬운 균

국소감염에서 분류되기 쉬운 균들을 미리 알아두면 항균제도 정확하게 선택할 수 있다(**표 9-2**).

패혈증의 항균제 치료

· 치료 대상은 균혈증만이 아니다.
· 균을 분류하지 못해도 패혈증 진단이 내려지면 항균제 투여를 시작한다.
· 국소감염에서 분리된 균을 죽일 수 있는 약을 선택한다.
· 원인균을 전혀 추측하지 못하는 경우에는 모든 균에 효과가 있는 약을 선택한다.

TIP

항균제 투여로 패혈증이 악화된다?

항균제를 투여하면 균이 파괴되어 일과성으로 엔도톡신 등이 방출됨으로써 패혈증이 악화된다는 설도 있다. 신빙성이 높은 설이긴 하지만 불명확한 점이 많다.

B 패혈증과 쇼크

앞에서 감염증과 패혈증의 관계에 대해서 살펴보았다. 지금부터는 패혈증이 악화된 상태에 대해서 살펴보기로 하자.

1 패혈증의 진행

표 9-1의 정의를 다시 한번 생각해 보자. 이가운데, ① 중증 패혈증(severe sepsis), ② 패혈쇼크(septic shock), ③ 다장기기능장애 증후군(MODS)의 3가지 질환에 대해서 이해할 수 있으면, 패혈증이라는 병태에 대한 고찰이 가능해진다. 먼저 정의를 살펴보자.

① 중증 패혈증(severe sepsis)

장기기능장애, 저관류, 또는 저혈압을 동반하는 패혈증이다. 저관류와 관류이상은 lactic acidosis, 핍뇨(oliguria), 또는 정신상태의 급성 변화를 포함하는데 여기에만 국한되지는 않는다.

② 패혈쇼크(septic shock)

젖산산증(lactic acidosis), 핍뇨, 정신상태의 급성 변화를 포함하지만 여기에만 국한되지 않는 관류이상을 동반하여 적절한 수액에 반응하지 않는 패혈증 기인성 저혈압이다. 강심제 또는 승압제를 투여받는 환자는 관류이상이 나타나도 저혈압은 나타나지 않는 경우가 있다.

③ 다장기기능장애 증후군(MODS : multiple organ dysfunction syndrome)

급성 질환 환자에게서 나타나는 것으로 치료를 하지 않으면 항상성을 유지할 수 없을 정도로 장기기능장애가 나타난다.

위의 정의를 좀 더 쉽게 설명하면 다음과 같다.

① 중증 패혈증 = 패혈증 + 장기기능장애
또는 + 저관류
또는 + 저혈압

패혈증에 위의 3가지 중 한 가지라도 존재하면 중증 패혈증이다.

② 패혈쇼크 = (패혈증 + 저관류) + 수액으로 개선되지 않는 저혈압

Endotoxic shock도 패혈쇼크에 포함된다. 패혈쇼크는 중증 패혈증 증상의 일부분이다.

③ 다장기기능장애 증후군(MODS)

치명적인 장기기능장애로는, ARDS(adult respiratory distress syndrome)와 DIC(disseminated intravascular coagulation)가 대표적인데, 전형적인 신부전, 간부전, 심부전도 치명적인 장애이다. '여러 장기에 미친다'는 점이 핵심포인트이다.

2 요점 정리

1) 내독소 Endotoxin

Endotoxin은 SIRS의 원인 중 하나이다. 쇼크에 이르면 endotoxic shock라고 한다. 이것은 패혈쇼크의 하나이다.

2) Warm shock

패혈쇼크 환자의 피부 온도는 초기에는 따뜻하고 말기에는 차가워진다. 일반적으로 대부분의 쇼크에서 피부가 차가워지므로 예외로 주목을 받고 있다. 따라서 「warm shock」라는 단어를 사용한다.

3) 과역동상태 Hyperdynamic state

심박출이 많은 상태를 말한다. 쇼크에 대한 보상기전이다.

C 패혈증과 다장기기능장애 증후군
Sepsis & multiple organ dysfunction syndrome : MODS

「다장기 기능장애(MODS)」에서는 이름 그대로 많은 장기기능에 이상이 일어나는데, 특히 장애가 일어나기 쉬운 장기가 「폐」이다.

사이토카인 과분비(hypercytokinemia)가 지속되면, 이유는 알 수 없지만 면역담당세포가 감염부위나 장애부위와는 전혀 관계가 없는 장기에 모여든다. 그중에서도 「폐」에 모이기 쉬운데 이것은 중증 환자에게 ARDS가 동반되기 쉬운 원인으로 생각된다. 또한 패혈쇼크 항목에서 설명한 기전이 광범위하게 진행되어 다장기의 저관류, 전신성 응고능 항진이 발생한다. 다장기의 저관류가 불가역적인 상태에 이르면 쇼크에서 이탈하는 것은 거의 불가능해진다. 전신성 응고능 항진은, 곧 「DIC」를 가리킨다.

1 성인호흡곤란증후군 Adult respiratory distress syndrome : ARDS

ARDS는 adult respiratory distress syndrome(성인 호흡곤란 증후군) 또는 acute respiratory distress syndrome(급성 호흡곤란 증후군)의 약칭이다. 반드시 성인에게만 일어나는 질환은 아니기 때문에 RDS라고 부르기도 한다.

1967년에 제창된 질환개념인데, 지금까지도 명확한 정의와 진단기준은 확립되어 있지 않다. 현재의 견해는 아래와 같다.

- 다장기부전(MOF)의 초기에 나타난다.
- SIRS의 말기, 즉 MODS 초기에 나타난다.
- 지속되는 SIRS로 인해 손상을 입기 쉬운 곳이 폐이며, 그것이 눈에 보이는 형태로 진행된 것이 ARDS이다.

1. ARDS의 개요

1) 패혈증이나 다른 큰 침습에 병발한다.

SIRS의 원인으로는 패혈증이나 다발성 외상, 중증 급성 이자염, 광범위한 화상 등이 있다. 이들은 모두 높은 빈도로 ARDS를 초래할 수 있다.

2) 급속하게 진행되는 호흡부전

가스교환장애가 일어난다(AaDO₂>20mmHg). 이 중에서「확산장애」가 원인의 대부분을 차지한다. 염증반응에 따라 폐포의 모세혈관 투과성이 항진하여, 혈관에서 장액 성분이 새어나와 사이질이 물에 잠기게 되므로(폐부종 ; pulmonary edema) 산소가 통과하기 어려워지기 때문이다.

3) 산소투여로 개선되지 않는 저산소혈증(hypoxemia)

저산소혈증이 진행되면「shunt」가 생겨, 아무리 산소를 투여하여도 증세가 개선되지 않는다. 이것은 shunt가 가스교환에는 관계하지 않는 혈류이기 때문이다.

4) 가슴 X-선에서 미만성의 양측성 침윤음영(diffuse bilateral infiltration)

간질(사이질)이 물에 잠기게 되어 소위「폐부종」이 발생한다.

2. ARDS의 치료

근본적인 치료는 원인질환의 치료이다.

대증요법으로는 다음과 같은 것이 실시된다.

- 산소투여, PEEP(positive end-expiratory pressure ; 호기말양압)
- 전반적으로 체내에서 물을 뺀다(이뇨제).

TIP

저산소혈증의 원인

저산소혈증(PaO_2 < 60mmHg)의 원인은 크게 나누어 2가지가 있다. 그중 하나는「가스교환장애」이다. 가스교환장애의 원인은 다시 3가지로 나눌 수 있는데,「환기혈류 불균등 분포(V-Q mismatch)」,「shunt」,「확산장애」이다. 모두가 저산소혈증을 보상하기 위하여 과환기 상태가 되기 때문에 혈액 중의 CO_2는 감소한다. 일반적으로 $PaCO_2$ < 45mmHg이 되는 경우가 많다.

저산소혈증의 또 한 가지 원인은「폐포저환기」이다. 이 경우, 폐포저환기의 결과, CO_2가 혈중에 머물러 $PaCO_2$ > 45mmHg가 되는 경우가 많다.

전자의「가스교환장애」인 경우를「호흡부전 I형」, 후자의「폐포저환기」인 경우를「호흡부전 II형」이라고 하기도 한다.

- 저산소혈증
  - 가스교환장애 (호흡부전 I형)
    - 환기혈류 불균등분포
    - Shunt
    - 확산장애
  - 폐포저환기 (호흡부전 II형)

2 DIC Disseminated intravascularcoagulation

모든 DIC(파종혈관내응고)에는 반드시 기초질환이 있다.
중요한 것으로는 아래와 같은 것이 있다.

- 전골수백혈병(promyelocytic leukemia, AML의 M3)
- 태반 조기박리
- 패혈증

DIC의 발생기전으로는 조직인자(tissue factor)의 방출과 혈관내피장애(endothelial damage)가 가장 주목을 받고 있다. 그러면 SIRS라는 개념부터 주목해 보기로 하자.

DIC의 발생기전으로는 조직인자(tissue factor)의 방출과 혈관내피장애(endothelial damage)가 가장 주목을 받고 있다. 그러면 SIRS라는 개념부터 주목해 보기로 하자.

1) 미세혈전 Microthrombus

패혈쇼크의 저관류 부분에서 이미 설명하였듯이 SIRS의 진행은 응고계(coagulation system)를 항진시킨다. 이렇게 되면 미세혈전이 여러 장기에서 발생하여 장기의 관류장애를 일으킨다. 많은 혈전을 녹이기 위해서 용해계(fibrinolytic system)도 항진된다.

2) 패혈증에 동반되는 DIC는 응고 우위

DIC에도 응고 우위인 것과 용해 우위인 것이 존재하는데, 패혈증에 동반되는 DIC는 응고 우위가 된다. 즉 출혈이 멈추지 않아 사망하는 형태의 DIC(섬유소용해 우위)가 아니라 혈전이 중요한 장기를 침범하여 장기에 혈액이 흐르지 않게 되는 형태의 DIC이다.

패혈증에서의 DIC는 MODS, MOF의 일부 증상으로 볼 수도 있다.

패혈증 → 응고 우위의 DIC → 장기 관류부전 → MODS
라는 과정 속에 DIC의 위치를 부여하면 패혈증과 DIC의 관계가 확실해질 것이다.

3) 치료

ARDS와 같이 원인질환의 치료가 가장 중요하다.
그 다음은 헤파린(heparin)만 기억해 두면 된다.

D 패혈증을 공부할 때 반드시 등장하는 감염증

1 감염심내막염 Infective endocarditis : IE

1. IE의 개념

심장에 어떤 이상(인공판막, 판막증, 선천성 심질환)이 있는 사람이 감염되기 쉬운 질환으로, 혈액 속으로 세균을 비롯한 미생물이 침입하여 심장으로 흘러 들어가 그곳에서 감염소를 만들고 그 감염소가 원인이 되어 패혈증을 일으킨다. 이것이 감염심내막염에 대한 기본적인 이해이다.

2. 심장에 이상이 있는 사람은 왜 IE에 걸리기 쉬운가?

심장에 어떤 이상이 있으면, 심장내강에 흐름이 급격한 곳이 존재할 수가 있다. 이 급격한 흐름을 이상 제트혈류라고 하는데 이 제트혈류는 가끔 심장의 내막에 상처를 입혀 혈전을 유발한다. 그러나 이 혈전은 세균이 생활하기에 좋은 환경이다. 혈액 속에 세균이 들어가기 쉬운 조작, 예를 들어 IVH 카테터를 삽입하거나 발치 등을 실시하면 침입한 세균은 말초조직의 대식세포(macrophage)에게 탐식당하기 전에 심장내 혈전에 생착하여 증식한다.

IX

3. 증식(증) Vegetation이란?

포근한 보금자리(혈전)에서 편안하게 자란 세균덩어리를 「vegetation」이라고 한다**(그림 9-3)**. 이것을 관찰하는 데는 심장초음파가 적합하다. Vegetation은 가끔 떨어져 나와 혈류를 타고 전신을 돌기도 하는데, 혈관이 좁은 곳에 걸리면 색전(embolism)의 원인이 된다. IE에 대한 임상증상 중에서 중요한 것은 뇌, 폐와 말초 등의 「혈관색전증상」이다.

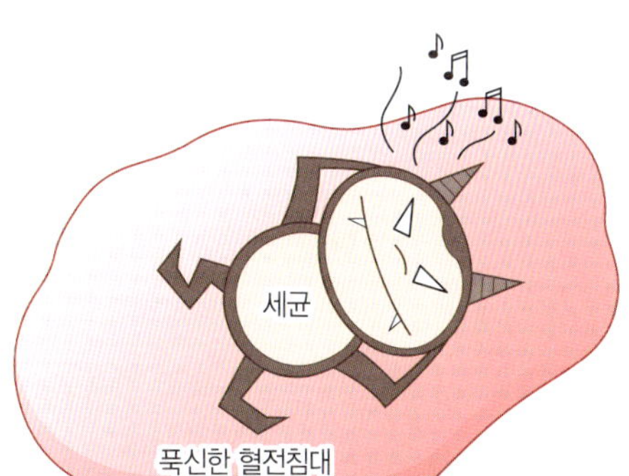

〈vegetation〉
혈액의 급격한 흐름에 의해 생기는 심장내강의 혈전은 세균이 살기에 아주 좋은 환경이다

[그림 9-3] Vegetation

TIP

아급성 세균성 심내막염

심장판막 치환술이 실시되기 전에는 심내막염이라고 하면 NVE로, 원인균은 S. viridans이고 경과는 아급성이었다. 그러나 심장판막 치환술이 시행되게 되었고, 세균뿐만 아니라 진균도 심내막염을 초래할 수 있다는 것이 밝혀졌기 때문에 현재는 감염심내막염이라고 불리게 되었다. 아급성 세균성 심내막염이라는 말은 제한된 경우에만 사용해야 함에도 불구하고 아급성(세균성) 심내막염 = 감염 심내막염으로 설명하는 참고서도 있으므로 주의하기 바란다.

4. IE의 임상증상

IE가 의심되는 경우에 중요한 증상은 「불명열 + 심장잡음」이다. 불명열이란 말 그대로 원인을 알 수 없는 발열로, 38.3℃ 이상의 열이 3주일 이상 계속되어 1주일 이상의 입원검사에서도 원인이 밝혀지지 않는 상태를 말한다. 이러한 환자가 내원하면 먼저 감염증을 의심하는데, 악성 질환이나 결합조직질환도 의심할 수 있다. 흉부 청진소견에서 「심장잡음」이 들리는 경우에는 일단 「IE」를 생각해야 한다.

IE에서는 vegetation이 다시 조각조각 떨어져 퍼져서 다른 혈관을 막음으로써 발생하는 색전증상이 중요하다.

① 감염증상

발열(불명열), 발한, 오한, 빈혈 등

② 심장증상

심장잡음, 심부전(심장판막장애, 심근장애), 부정맥

③ 혈관색전증상

· Osler's node(손 · 발톱 밑의 통증성 결절)
· Janeway's lesion(손발바닥의 결절성 출혈)
· Splinter hemorrhage(손톱 선상출혈)
· Clubbed finger(곤봉손가락)
· Roth's spot(중심이 밝은 둥근 형태의 망막출혈)
· 비장비대, 현미경적 혈뇨, 각 장기의 색전증상
(뇌색전이나 신장색전 등)이 밖에 진균성 심내막염 등이 있다.

5. IE의 치료

Vegetation 중의 세균을 완전히 사멸시키는 것이 치료의 목적이다. 그러기 위해서는 대량의 항생제를 장기간에 걸쳐 사용할 필요가 있다.

*S. viridans*에는「penicillin G」가 효과가 있다. *S. aureus*에는 배양의 결과를 보아 감수성이 있는 것을 사용한다(MRSA에는 vancomycin, penicillin 감수성에는 penicillin G로 충분).

내과적 치료가 효과를 나타내지 못하는 경우에는 외과적으로 vegetation을 제거한다.

2 장티푸스 Typhoid fever

장티푸스는 *Salmonella typhi*에 의한 감염증인데, 소화관 증상보다 패혈증 증상이 문제가 되므로 식중독과는 구별해서 취급한다.

1. 증상

특징적인 세징후(triad)는 다음과 같다.

- 계류열, 경미한 서맥
- 장미진(roseola)
- 비장비대(splenomegaly)

계류열이란 일내변동이 1℃ 이내인 발열을 말한다. 또한 경미한 서맥이란, 일반적으로 체온이 1℃ 상승하면 맥박은 약 20/분 증가하는데, 발열이 있음에도 불구하고 빈맥이 되지 않는 상태를 말한다.

2. 치료

Chloramphenicol이 있는데 현재는 사용하지 않는 추세이다. Quinolone과 cephalosporin을 사용한다.

X 호흡기 감염증
Respiratory tract infection

A 호흡기 감염증 총론

1 호흡기 감염증의 이해

폐렴을 감염증의 입장에서 이해하는 것이 이 장의 최대 목표이다. 쉽게 이해하기 위한 요령으로 호흡기 감염증을 3가지로 분류하였다.

우선 호흡기 중의 어느 부위가 침범당하였는가 하는 것으로「부위에 의한 분류」, 다음으로, 건강한 사람이 걸리기 쉬운 것, 입원 환자가 걸리기 쉬운 것 등「사람에 의한 분류」, 마지막으로「균에 의한 분류」로 설명해 나가겠다. 이 3가지의 분류를 통해 전체적인 조망이 가능할 것이다.

X

1. 부위에 의한 분류

우선, 상기도와 하기도로 나눈다. 상기도와 하기도의 경계는 성대(vocal cord)이다.

1) 상기도 감염증

- 감기(보통의 감기로서 99%가 바이러스 감염증)
- 인두염(pharyngitis)
- 편도염(tonsilitis)
- 후두염(laryngitis)
- 후두개염(epiglottitis)
- 부비동염(sinusitis)
- 중이염(otitis media)
- 외이도염(otitis externa)

이비인후과 영역과 상당히 관련되어 있음을 알 수 있다. 목이 아프다거나 또는 감기에 걸렸다거나 하는 일상적으로 많이 볼 수 있는 병의 대부분이 상기도 감염증이다.

2) 하기도 감염증

- 기관지염(bronchitis)
- 폐렴(pneumonia)
- 폐화농증

상기도 감염에서 하기도 감염으로 이행하는 경우도 흔히 있고, 종종 중증화하기도 한다.

2. 사람에 의한 분류

하기도 감염증에 걸린 사람의 배경을 알면 원인균을 대략 알 수가 있다. 다음과 같은 유형을 기억해 두기 바란다.

① 건강한 사람(정상인)
② 만성 호흡기질환 환자
③ 흡인성폐렴에 걸리기 쉬운 사람
④ Immunocompromised host(면역저하숙주)
⑤ 고령자

물론, 위의 5가지 분류는 독립된 것이 아니고 서로 중복된다. 예를 들어 기관지확장증이 있는 뇌경색 환자(②+③)로서 노인(②+③+⑤)인 경우이다.

각각에 대해 살펴보자.

1) 건강한 사람

- 원인균

1위 : *Streptococcus pneumoniae*

2위 이하 : *mycoplasma*, *Haemophilus influenzae*

그러나 다음의 병원균은 고령자나 면역결핍인 사람에게는 위험한 균으로, 정상인에게도 병을 일으키는 경우가 있으므로 알아두자.

- *Mycobacterium tuberculosis*
- *Chlamydia*
- *Legionella*

*Mycoplasma pneumoniae*는 건강한 사람에게서 감염증을 일으킨다.
정상인에게서 결핵이 증가하고 있다.

2) 만성 호흡기질환자

폐기종(emphysema), 만성기관지염(chronic bronchitis), 미만성 범세기관지염(diffuse panbronchiolitis), 기관지 확장증(bronchiectasis) 등이 있는 경우, 감염증을 일으키기 쉽고 더구나 위험해지기 쉽다.

- 원인균

1위 : *H. influenzae*
2위 : *S. pneumoniae*
3위 : *Pseudomonas aeruginosa*
4위 : *Moraxella catarrhalis*

3) 흡인성폐렴을 일으키기 쉬운 사람

연하곤란이 있는 사람 모두가 흡인성폐렴(aspiration pneumonia)을 일으킬 위험이 있다고 보면 된다. 삼킨 것이 원인이므로, 구강내의 상재균(normal flora)과 혐기균(anaerobes)이 원인균이다.

- 원인균

1위와 2위 : 구강내 상재균, 혐기균

4) 면역저하 숙주 Immunocompromised host

어느 균에나 감염될 수 있는데 기회감염을 일으키는 원인균이 여기에 해당된다.

- 원인균

모든 균이라고 생각하면 된다. Gram(−) bacillus(그람음성 간균)가 차지하는 비율이 증가하고 있다.

5) 고령자

고령자는 2), 3), 4)의 요소를 조금씩 가지고 있다고 생각하여 대응하는 것이 좋다.

- 원인균

모든 균이 해당되는데, 그람음성 간균이 비교적 많다.

3. 균에 의한 분류

균으로 분류하는 것은 항미생물제의 선택과 직결된다. 「호흡기 감염증 각론」의 폐렴 항목에서 자세히 설명하기로 하고 일단 간략하게 살펴보자.

1) *S. pneumoniae*

- 폐렴의 가장 흔한 원인균으로 녹슨 철 같은 색의 객담이 특징적이다.

2) *H. influenzae*

- Virus나 *mycoplasma* 감염 후, 2차 감염의 원인으로서 가장 많다.
- 만성 호흡기질환 환자가 폐렴을 일으켰다면 일단 이것을 의심해야 한다.

3) *Mycoplasma*

- 정상인의 폐렴에서 반드시 의심해야 하는 균이다.
- β-lactam계 항생제가 효과를 나타내지 못한다.

4) *Chlamydia*

- 잉꼬, 앵무새가 키워드이다.
- β-lactam계 항생제가 효과를 나타내지 못한다.

5) *Legionella*

- 가습기, 에어컨이 키워드이다.
- β-lactam계 항생제는 효과가 없다.

6) *P. aeruginosa*

- 원내 감염을 일으키는 주범이다.
- 정상인에게서는 녹농균 폐렴을 일으키지 않는다.

7) *Moraxella catarrhalis*

- 그람음성균으로 옛날 명칭은 *Branhamella catarrhalis*이다.

8) *Mycobacterium tuberculosis*

- 연소자, 고령자에게 의외로 많다.
- 항결핵제를 사용한다.

9) *S. aureus*

- MRSA의 존재를 확인한다.

- 하기도 감염의 원인으로는 그다지 많지 않다(하기도에 많은 것은 *S. pneumoniae*와 *H. influenzae*이다).

10) *Klebsiella pneumoniae*

- 폐렴이라는 이름이 붙어 있기는 하지만, 하기도 감염증에서 분리되는 빈도는 의외로 낮다.

11) 혐기균

- 잘못 삼키는 경우이다.

정리

- 폐렴의 원인균으로서는 *S. pneumoniae*와 *H. influenzae*가 많다.
- 정상인에서는, β-lactam계 항생제가 효과가 없는 균에 의해 발병하는 경우가 많다(*Mycoplasma, Chlamydia, Legionella* 등).
- 고령자 등 면역력이 약간 저하되어 있는 사람에서는 원내 감염의 원흉인 *P. aeruginosa*를 반드시 표적으로 정해 놓는다.
- *S. aureus*나 *E. coli*가 폐렴의 원인이 되는 경우는 별로 없다(다른 감염증에서는 원인이 되는 경우가 종종 있다).

X

2 세균의 판별법

1. 객담/가래 배양

가장 확실한 것은 객담 배양이다. 객담 배양에 의해 균을 판별할 수 있으며, 또한 감수성 시험을 동시에 실시하면 사용 가능한 항생제도 알 수 있다. 그러나 객담 배양에도 다음과 같은 몇 가지 결점이 있다.

1) 상재균에 지나지 않는 경우가 있다.

객담이라고 하여 제출된 검체 중에는 단순한 침도 있다. 실제로 담이 나오지 않는 사람이 1/3 정도 있어 구강내 상재균을 배양하고 있을 뿐인 경우가 있다.

2) 결과를 판정하는 데 시간이 걸린다.

배양에 시간이 걸린다. 균의 양이 많으면 배양하지 않고 바로 도말표본을 만들어 그람염색을 해서 균을 어느 정도 판별할 수 있지만, 균의 양이 적을 때에는 배양해야 한다.

3) 특수한 배지(media)가 필요한 경우가 있다.

보통, 검체를 제출하면 검사실에서는 일반 배지에서 배양한다. 만약 특수한 배지에서만 자라는 균이 원인인 경우에는 아무리 시간이 지나도 원하는 결과를 얻을 수 없다. 이런 경우에는 검체를 특수배지에 배양하도록 의사가 의뢰해야 한다.

특수 배지의 예로는 Legionella의 B-CYE 배지, 진균의 Sabouraud 배지 등이 있다.

4) 이미 균이 사라졌다.

대부분의 환자들은 바로 큰 병원에 오지 않고 가까운 병원에서 감기약이나 항생제를 처방받는다. 대표적으로 *S. pneumoniae*와 *H. influenzae*는 항생제에 잘 반응한다.

약을 복용해도 잘 낫지 않아서 대학병원에 왔을 때에는 이미 균은 사라지고 증상만 남아있는 경우가 있다.

5) 절반 정도는 배양해도 음성

항생제를 전혀 복용하지 않는 사람도 객담 배양 결과 음성인 경우가 있다. 그래도 호흡기 감염증이 강하게 의심되는 경우에는 경험적 치료를 시작해야 한다.

2. 치료의 시기

객담 배양의 결과를 확인 한 후 치료를 하는 것이 이상적이지만 그 시간이 치명적인 결과를 초래하는 경우도 있다.

실제로는 객담 배양의 결과를 기다리지 않고 환자의 배경을 고려해서 원인균을 추정하여 항미생물제를 선택한다. 이렇게 경험에 근거하여 치료하는 것을 empirical therapy라고 한다.

3 호흡기 감염증에서 항미생물제의 사용

먼저 원인균을 좁혀간다. 원인균이 짐작되면 항미생물제를 선택한다.
항미생물제를 선택하는 데 있어서 주의할 사항을 살펴보자.

1) 유해한 부작용

알레르기를 가진 약제는 원칙적으로 사용하지 않는다. 또 신장질환 환자에게는 신장장애를 초래하는 aminoglycoside계 항생제를 사용해서는 안 된다. 다른 약과 병용함으로써 부작용을 초래하는 것도 원칙적으로 사용하지 않는다(예를 들어 new quinolone과 NSAID를 함께 투여하면 경련을 일으킨다).

2) 가능하면 스펙트럼이 좁은 약제를 사용한다

스펙트럼이 넓다는 것은 많은 균에 효과가 있다는 것을 의미한다. 스펙트럼이 좁다는 것은 한정된 균에만 효과가 있다는 것을 의미한다. 추정한 균주가 원인균일 가능성이 높다면 스펙트럼이 좁은 항미생물제를 사용해야 한다. 스펙트럼이 넓은 약은 어떤 균에도 효과가 있지만, 균교대현상(microbial substitution)을 조장한다. 그러나 효과가 없는, 스펙트럼이 좁은 약을 계속 사용하는 것도 어리석은 일이다. 배양결과나 임상증상을 주시해야 한다.

3) 반드시 효과판정을 한다

투여된 약이 효과가 있었는지 없었는지를 평가해야 한다. 투여 개시 후 48시간에서 72시간 이내(2~3일)에 효과를 판정하여 효과가 없으면 약제를 변경할 필요가 있다.

4) 참고

표 10-1을 보고, 무엇이 효과가 있고 무엇이 효과가 없는지를 참고하기 바란다.

X

원인균	감수성	내성	주
폐렴구균 *S. pneumoniae*	penicillin, carbapenem, 제3세대 cepha계, vancomycin	aminoglycoside, new quinolone (일부)	penicillin에 대해 내성이 증가되고 있으며 macrolide, tetracycline에 대해 약 30~60% 내성
화농연쇄상구균 *S. pyogenes*	β-lactam(penicillin, cepha계, carbapenem), vancomycin	aminoglycoside	macrolide, tetracycline에 대해 내성이 있다
S. milleri	penicillin, carbapenem, vancomycin	aminoglycoside	macrolide, tetracycline에 대해 내성이 있다
황색포도상구균 methicillin sensitive *S. aureus*	penicillin, carbapenem, cepha계 vancomycin, macrolide, aminoglycoside	old quinolone, 제3세대 cepha계, monobactam	macrolide계는 고도의 erythromycin 유도 내성균이 있다
메티실린 내성 **황색포도상구균** methicillin resistant *S. aureus*(MRSA)	vancomycin, arbekacin, rifampicin(일부 고도내성)	β-lactam계, macrolide, aminoglycoside	minocycline, carbapenem에도 내성균이 많다. vancomycin 내성균은 없다
Moraxella *(Branhamella)* *catarrhalis*	new quinolone, carbapenem, macrolide, β-lactamase inhibitor를 배합한 β-lactam	penicillin G	β-lactamase 생산균이 약 90%를 차지한다
인플루엔자균 *H. influenzae*	penicillin, new quinolone, 제2, 3세대 cepha계, amoxicillin/clavulanate	macrolide	β-lactamase 생산균이 약 15% 나타난다. 새로운 macrolide계는 항균력이 있다
폐렴간균 *K. pneumoniae*	cepha계, carbapenem, new quinolone, aminoglycoside(gentamicin 등)	penicillin, macrolide, tetracycline	penicillinase를 생산하므로 penicillin 에는 내성이 있다
대장균 *E. coli*	cepha계, carbapenem new quinolone, aminoglycoside(gentamicin 등)	macrolide	
녹농균 *P. aeruginosa*	piperacillin, ceftazidime gentamicin, new quinolone	macrolide, ampicillin tetracycline	활성을 나타내는 약제는 한정되어 있다
당비발효 **그람음성간균**	minocycline	β-lactam, macrolide	균종에 따라 감수성이 다르다
앵무새병클라미디어 *Mycoplasma* *pneumoniae*	tetracycline, macrolide, new quinolone(일부)	β-lactam계	*mycoplasma*는 세포벽을 갖고 있지 않으므로 β-lactam 등의 세포벽합성 억제제는 항균력이 없다
앵무새병클라미디어 *Chlamydia* *pneumoniae* *Chlamydia psittaci*	tetracycline, macrolide, new quinolone(일부)	β-lactam계, aminoglycoside	
폐렴레지오넬라 *Legionella* *pneumophila*	macrolide(erythromycin), tetracycline, rifampicin	β-lactam계, aminoglycoside	β-lactamase를 생산하는 세포내 기생균이므로 세포내 이행이 높은 항균제가 사용된다.
혐기균	carbapenem, clindamycin, penicillin(일부 내성) cepha계(일부 내성)	aminoglycoside	*Bacteroides fragilis*는 β-lactamase를 생산하며, penicillin, cepha계에 내성균이 많다. clindamycin 내성 *B. fragilis*가 증가한다(약 20%).

[표 10-1] 감염증 원인 세균의 약제감수성

B 호흡기 감염증 각론

1 상기도 감염증 Upper respiratory infection

보통의 감기에 관해서는 자세하게 살펴보기로 하고, 그 밖의 상기도 감염증에 관해서는 병원체를 열거하는 정도로 간략하게 살펴보겠다.

1. 감기

1) 감기의 병원체

원인의 80% 이상이 바이러스이며, 그 중 'rhinovirus'가 2/3를 차지한다.

2) 감기 증상

재채기, 콧물, 코막힘, 발열, 인두통(목의 통증)이 주요 증상이다.

3) 감기 치료

기침에는 진해제, 거담제, 식욕부진에는 수액, 인두통에는 가글과 흡입 등의 대증요법이 중심이 된다.

X

2. 감기의 악화란?

'감기가 악화된다'는 표현을 자주 듣는다. 정확하게 표현하면 바이러스 감염으로 손상당한 점막이 2차적으로 세균에 의해 감염된 상태라고 할 수 있다.

2차적으로 상기도에 세균이 감염되면 다음과 같은 증상이 나타난다.

① 노란색 객담이 나온다(단순 감기에서는 담이 나오지 않는다)
② 발열이 계속된다
③ 백혈구가 10,000/㎕을 초과한다
④ 객담검사에서 세균이 분리된다

GABS(Group A Beta-hemolytic streptococci), *S. pneumoniae*, *H. influenzae*가 객담검사에서 발견되는 경우가 있다. 가장 악화된 상태는 세균성 폐렴이다.

3. 감기환자에게 항생제 투여의 의미

감기의 원인은 바이러스이므로 항생제(항균제)를 투여할 필요가 없다. 그러면 왜 감기환자에게 항생제를 투여하는 것일까? 바로 감기가 악화되었을 때의 세균감염을 예방하기 위해서이다.

감기에 항생제를 투여하는 것이 옳은지에 대해서는 의견이 분분하다. 환자에게 충분한 면역력이 있다면 2차 감염을 일으키지 않고 완치될 것이다. 그러한 환자에게 항생제를 투여하는 것은 무용지물에 지나지 않을 뿐 아니라 균교대현상 등을 일으켜 오히려 환자에게 해롭다. 그러나 면역력 저하가 나타나는 환자에게 항생제를 투여하여 2차 감염을 예방하는 것은 중요한 의미가 있다고 할 수 있다.

4. 기타 상기도 감염증과 병원체

1) 급성 인두염 · 편도염

- 감기와 똑같은 바이러스가 원인인 경우가 많다.
- Adenovirus를 잊지 않도록 하자(인두결막열 등).

세균으로는 group A β-hemolytic *Streptococcus*를 기억해 두기 바란다.

2) 급성 후두염 Croup

- Parainfluenza virus가 주원인이며 세균 감염에 의해 발생하기도 한다.
- 주로 소아에서 감염을 일으키며, 청소년과 성인에게서는 드물다.
- 쉰목소리, 개가 짖는 듯한 기침소리가 난다.

3) 후두개염 Epiglottitis

- *H. influenzae*인 경우가 많다.
- 후두개가 부어오르면 기도를 막아 질식위험이 높아진다.
  → 기관절개가 필요할 수 있는 응급질환
- 쉰목소리는 나지 않는다.

4) 부비동염 Sinusitis, 중이염 Otitis media

- *S. pneumoniae, H. influenzae, anaerobes*에 의해 발생하는 경우가 많다.

2 인플루엔자 Influenza

1. 개념

인플루엔자 바이러스에 의한 감염증으로, 감기 증후군 중에서 가장 중증에까지 이르는 병형이다. 보통은 비말감염이지만, 공기감염이 되는 경우도 있다. 일반적으로 매년 겨울에서 이른 봄에 걸쳐서 유행한다. 보통 감기에 비해 급속히 증세가 발병하며 전신증상도 강하게 나타난다. 소아나 고령자는 합병증에 의해 사망하는 경우도 있다.

2. 증상

심한 전신증상, 즉 발열(38℃ 이상), 오한, 두통, 근육통, 관절통, 전신피로감 등이 급속히 나타나며 기침, 인두통, 콧물 등도 계속된다.

임상적으로는 증상이 호전되었음에도 불구하고 피로감이나 의욕저하가 장기간 나타나는 경우도 있는데 이를 인플루엔자 후 증후군이라고 한다.

인플루엔자는 보통 감기에 비해 급속히 발병하며, 전신증상도 강하기 때문에 비교적 감별하기 쉽다(**표 10-2**).

인플루엔자	보통 감기
• 발열(38℃ 이상)	• 콧물
• 두통	• 코막힘
• 결막충혈	• 재채기
• 오한	• 인두통
• 심한 전신피로감	
• 근육통, 관절통	

[표 10-2] 인플루엔자와 감기 증상의 차이점

보통의 감기에서는 상기도 증상이 전신증상에 선행하지만, 인플루엔자에서는 전신증상에 이어서 상기도 증상이 동반되어 나타난다. 또한 보통 감기는 산발성으로 발생하는 데 비해, 인플루엔자에서는 유행성이 있다(유행시기 : 12월~4월).

3. 진단

항원 신속진단키트로 확정진단한다. 항원 신속진단키트로 코점막 · 인두를 닦은 용액을 이용해 효소면역측정법에 의해 15~25분 정도로 진단이 가능하다.

4. 치료 및 예방

발병 후 48시간 이내에 항인플루엔자 바이러스제를 투여한다.

뉴라미니다아제(neuraminidase) 저해제가 제1선택약으로 A형, B형에 효과가 있다. 여기에는 인산오셀타미빌(타미플루®)과 자나미빌 수화물(리렌자®)이 있다.

염산아만타딘은 A형에만 효과가 있다.

타미플루®를 복용한 후의 이상행동(자살기도 등)에 의한 사망 예가 보고되고 있기 때문에, 인과관계는 명확하지 않다 하더라도 10대 젊은이들에게 투약하는 것은 삼간다. 일반적으로 약 1주일 정도 지나면 자연치유된다.

예방법으로는 비활성화 백신 접종이 있다. 완전한 예방은 되지 않지만, 병에 걸릴 확률은 적어지고, 감염되었을 경우에도 경증이 된다.

5. 합병증

인플루엔자의 발병률은 유아기부터 아동기에 걸쳐 높지만, 만성 질환의 보유율이 높은 고령자에서는 폐렴이 합병되기 쉽기 때문에 사망률은 고령자에서 높다.

고령자의 주된 합병증으로는 폐렴이 있는데, 폐렴에는 원발성 인플루엔자바이러스 폐렴, 2차성 세균성 폐렴, 그리고 두 폐렴의 혼합성 폐렴이 있다. 혼합성 폐렴이 가장 많이 발생하며, 원인이 되는 주된 균은 폐렴구균, 황색포도상구균, 인플루엔자균이다.

고령자가 인플루엔자에 감염되면 심장질환이나 폐질환, 신장질환 등의 기저질환이 악화되어, 사망에 이르는 경우도 드물지 않다. 특히, 인플루엔자 유행 시에는 기저질환에 의한 사망률이 현저하게 높아진다.

소아의 합병증으로는 인플루엔자 뇌증이 있는데 예후가 나쁘다. 인플루엔자 뇌증 가운데에서도 지방변성을 동반하는 간장애와 뇌부종을 특징으로 하는 것을 Reye 증후군이라고 한다. 진행이 빠르고 예후가 나쁜 Reye 증후군은 해열제인 아스피린 사용과 관계가 있다고 추측된다. 따라서 소아 인플루엔자 환자에게는 아스피린 투여는 피한다. 또한, 소아에서는 중이염이나 크루프(croup)가 합병될 수 있다.

그 외의 합병증으로는 근육염이나 횡문근융해, 심근염, 심외막염 등이 있다.

3 기관지염

1. 병원체

기관지염은 상기도염의 2차 감염에 의해 일어나므로 병원체도 대부분 같다. 단, 만성 폐쇄성 폐질환(COPD) 환자에서는 다음의 3가지가 주된 원인균이다.

- *H. influenzae*
- *S. pneumoniae*
- *Moraxella catarrhalis*

입원 환자인 경우에는 여기에 '*P. aeruginosa*'가 추가된다.

2. 만성 폐쇄성폐질환(COPD) 환자의 기관지염

만성 폐쇄성폐질환 환자가 호흡기능상실의 급성 악화를 일으키는 경우가 있다. 이때의 원인으로 가장 많은 호흡기 감염증은 폐렴이 아니라 기관지염이며, 가장 의심해야 할 균은 '*H. influenzae*'이다.

X

4 폐렴

「호흡기 감염증 총론」에서 이야기한 것과 중복되는 면이 많지만 복습하는 의미로 다시 읽어보기 바란다. 폐렴이 의심되는 환자를 보면 그 사람의 배경을 생각해 보는 것이 중요하며, 이것이 또한 치료의 첫걸음이다.

1. 정상인의 폐렴

1) 의심되는 병원체

정상인이 폐렴을 의심하여 내원하면 다음과 같은 질환을 떠올리기 바란다.

① 비전형 폐렴(atypical pneumonia)
② 폐렴구균폐렴(pneumococcal pneumonia)
③ 폐결핵(pulmonary tuberculosis)

④ 인플루엔자폐렴(influenzal pneumonia)
⑤ 혐기균폐렴(Anaerobes pneumonia)
⑥ 앵무새병(psittacosis)
⑦ 레지오넬라병(재향군인병, Legionnaires disease)
⑧ 폐흡충증(paragonimiasis)

8가지나 열거하였지만 실제로는 ①과 ②가 대부분을 차지한다. 그러므로 가장 먼저 '비정형 폐렴'과 '폐렴구균 폐렴'을 의심하고, 이것이 아니라면 ③ 이하의 질환을 차례로 감별해 나간다.

2) 초기치료의 요점

정상인의 폐렴에서는 β-lactam계 물질이 효과가 없는 경우가 많다는 사실을 항상 의식해야 한다. 이것을 의식하고 있으면 *Mycoplasma*, *Chlamydia*, *Legionella*, 결핵 등을 쉽게 감별할 수 있다. 적합한 검사를 의뢰하여야 조기에 진단을 내릴 수 있고 초기단계부터 올바른 치료로 이어질 수 있다.

β-lactam계 항생제를 사용해도 증상이 좋아지지 않는다는 것도 진단적인 의미가 있다.

2. 만성 폐쇄성폐질환 환자의 폐렴

'*H. influenzae*'가 원인균 중에서 가장 많다. 그 외에는 *S. pneumoniae*, *Branhamella*, *P. aeruginosa*를 기억해 두면 된다.

미만성 범세기관지염(DPB)에 대해서 한 가지 추가로 설명하면, DPB의 감염 예방에는 소량의 'erythromycin'을 지속적으로 사용한다는 것이다. 그 이유에 대해서는 다음 기회에 설명하기로 하고, 작용기전은 적어도 항생제로서의 작용은 아니라고 생각된다. 왜냐하면, 앞에서 설명한 바와 같이 *H. influenzae* 등의 원인균에 대해서 erythromycin은 효과가 없기 때문이다. Erythromycin에는 섬모상피의 섬모운동을 활발하게 하는 작용이 있다는 것이 밝혀졌는데, 그러한 작용이 DPB에 있어서 효과가 있는 것으로 추측되고 있다.

3. 흡인성폐렴 Aspiration pneumonia

흡인성폐렴은 다음과 같은 특징을 가지고 있다.

- 연하기능이 저하된 사람에게 주로 발생한다.
- 원인균이 다양하다.
- 완치되기 힘들다.

1) 흡인성폐렴의 기전

우리가 음식을 먹을 때 인두와 후두는 절묘하게 움직여 액체 · 고체는 식도로 들어가고 공기만 기관으로 간다. 그런데 연하기능이 저하되면 이 변별능력도 저하되어 음식물(타액도 포함)이 기관으로 흘러 들어간다. 이때 입안에 정상적으로 존재하던 세균(상재균)도 기관으로 들어가는 것이다. 원래 기관에서 말초까지는 무균 상태이지만 세균이 들어감으로써 하기도 감염증을 일으키게 되는 것이다.

이상과 같은 과정에서 알 수 있는 것은, 원인균으로 구강내 상재균이 분리될 빈도가 매우 높다는 것이다. 구강내 상재균의 종류를 하나하나 기억할 필요는 없지만 혐기균(통성, 편성 모두)이 많다는 것만은 기억하기 바란다.

2) 흡인되기 쉬운 사람

표 10-3에 있는 것처럼 흡인을 초래하기 쉬운 병태는 다양하다. 그중에서 흡인성폐렴을 유발할 빈도가 높은 병태는 다음 3가지이다.

① 의식 상태의 저하
• 알코올의 과음* • 진정제의 사용 • 전신마취 • 중추신경계 질환(뇌혈관장애*, 파킨슨병 등) • 대사성 뇌증 • 두부 외상
② 말초신경장애
• 되돌이신경마비 • 뇌신경장애
③ 근육성 질환
④ 식도 질환
• 기관식도루(tracheoesophageal fistula) • 식도게실(diverticulum) • 식도열공탈장(hiatal heria) • 이완불능증(achalasia)
⑤ 인후두 질환
⑥ 기계적 요인
• 비강영양관(nasogastric tube)의 유치 • 기관내삽관 • 기관 절개 • 인공호흡기 장착*
⑦ 기타

*빈도가 높은 것

[표 10-3] 흡인하기 쉬운 병태

TIP

혐기균에서 알아두어야 할 것

- 혐기균에서 기억할 속(屬)은 *bacteroides*(그람음성 간균)와 *clostridium*(그람양성 간균), 2가지이다.
  또 pepto가 붙는 속도 기억해 두면 좋다(*Peptostreptococcus*와 *Peptococcus*).

- 구강내 상재균의 하나
- 흡인성폐렴, 폐화농증의 원인균
- Aminoglycoside는 효과가 없다

X

- 뇌혈관장애
- 알코올 과다섭취
- 인공호흡기 장착

3) 흡인성폐렴의 원인균

특징은 다음과 같다.

- 원인균이 두 가지 이상인 경우가 많다
- 90%의 증례에서 혐기균이 관여한다

또 혐기균에 의한 폐렴의 치유에서 중요한 것은 'aminoglycoside가 효과가 없다'는 점이다. 이는, aminoglycoside가 효과를 발휘하는 과정에서 세균내의 호기성 대사의 일부가 이용되기 때문에 호기성 대사를 이용하지 않는 세균에는 효과를 나타내지 못하기 때문이다.

4) 흡인성폐렴은 왜 치료하기 힘든가?

음식 덩어리가 기관 아래로 들어가 버리면 직접 그것을 제거하지 않는 한 완치를 기대할 수 없다. 또 잘못 삼키기 쉬운 상태를 치료하는 것은 상당히 어려우므로 반복적으로 흡인성폐렴을 일으키게 된다. 상당히 고질적인 질환이라고 할 수 있다.

4. 면역저하 숙주의 폐렴

병원 감염의 가장 큰 원인으로는 다음과 같은 것들이 있다.

- *pseudomonas aeruginosa*(가장 많다)
- *pneumocystis carinii*
- *cytomegalovirus*
- 진균성 폐렴
- 결핵

5 폐화농증 Pulmonary suppuration

1. 개념

폐화농증이란 폐실질의 화농성 염증으로, 폐실질의 괴사를 동반하는 농양을 형성한다. 여기에는 3가지의 형태가 있다.

- 폐농양(pulmonary abscess)
- 괴사성 폐렴(necrotizing pneumonia)
- 농흉(empyema)

1) 폐농양

괴사한 부분에 공동(cavity)이 생겨 그곳에 고름이 고인다. 방사선 사진에서 공동 주위는 폐렴의 상을 보인다.

2) 괴사성 폐렴

폐렴에 '폐 실질의 괴사를 동반한 것'이다. 공동을 형성하지는 않는다.

3) 농흉

폐농양은 폐실질내에 형성된 「공동에 고름이 고인 것」이고 농흉은 「흉강에 고름이 고인 것」이다. 폐렴이 흉막까지 미치면 농흉으로 진행된다.

2. 원인

주된 원인은 다음의 3가지이다.

① 흡인성폐렴
② 기관지 확장증
③ 폐암에 의한 기관폐쇄

특히, 흡인성폐렴에 속발하는 경우가 많다. 항균제를 선택할 때 참고해야 할 사항이다.

X

3. 특징

흡인성폐렴에서 속발하는 경우가 많다는 것이 포인트이다. 특징은 다음과 같다.

- 혐기균이 관여하고 있을 비율이 매우 높다
- 여러 가지 균에 감염되어 있는 경우가 많다

이것은 흡인성폐렴에서 설명한 것과 같다.

4. 치료

혐기균에 효과가 있는 약을 선택하는 것이 원칙이다.

1) 폐농양

항균제를 장기간 사용한다. 페니실린계 항생제와 린코마이신계 항생제가 제1선택약이다.

2) 괴사성 폐렴

폐농양과 마찬가지이다.

3) 농흉

항균제 사용과 더불어 흉강으로부터 고름을 배액(drainage)한다.

6 결핵균

결핵균은 우리나라 인구 105명당 80명(2011년 신환자율 통계) 정도 감염되는 세균이다(표 10-4, 5). 결핵균에 감염되면 다양한 증상을 보인다(표 10-6).

가장 많은 것이 폐결핵으로 결핵감염증의 85%를 차지한다. 나머지 15%는 폐외결핵으로 결핵성 뇌수막염, 결핵성 흉막염, 장결핵, 골결핵(척추결핵 등), 결핵성 림프절염 등이 있다.

폐결핵 – 폐 및 기관지결핵
폐외결핵 – 결핵성 흉막염
결핵성 농흉
폐문림프절결핵
좁쌀결핵*
결핵성 뇌수막염
척추결핵
기타 뼈·관절결핵
기타 림프절결핵
요로결핵
기타 폐외결핵

* 좁쌀결핵은 폐병변의 유무를 불문하고 폐외결핵으로 간주한다

[표 10-6] 결핵증의 증상 분류

1. 결핵의 감염경로

결핵의 감염경로는 감염원이 되는 '객담 도말검사에서 결핵균이 양성으로 나온 환자' 즉, 폐결핵 환자가 기침이나 재채기를 했을 때 배출되는 비말(droplet)을 들이마심으로써 일어나는 공기감염(비말감염)이 가장 많다.

구분			2007년	2008년	2009년	2010년	2011년
전결핵		신고 신환자수	34,710	34,157	35,845	36,305	39,557
		신환자율 (/10^5)	71.6	70.3	73.5	74.3	80.7
폐결핵	활동성	신고 신환자수	29,705	28,344	28,922	28,176	30,110
		신환자율 (/10^5)	61.3	58.3	59.3	57.6	61.4
	도말양성	신고 신환자수	10,927	11,048	11,285	10,776	11,714
		신환자율 (/10^5)	22.6	22.7	23.2	22.0	23.9
폐외결핵		신고 신환자수	5,005	5,813	6,923	8,129	9,457
		신환자율 (/10^5)	10.3	12.0	14.2	16.6	19.3

[표 10-4] 연도별 결핵 발생률

국가	발생률 (10만 명당)	유병률 (10만 명당)	사망률 (10만 명당)
대한민국	100	149	4.9
터키	24	24	0.72
일본	20	2	1.7
영국	14	19	0.55
스웨덴	6.8	8.6	0.18
덴마크	6.5	8.1	0.25
오스트레일리아	6	7.6	0.19
독일	4.5	5.7	0.34
프랑스	4.3	5.6	0.45
미국	3.9	4.7	0.13
이탈리아	2.8	3.5	0.58

[표 10-5] OECD 국가별 결핵 발생률(2011년 기준)

2. 잠복기

결핵균을 흡입한 후 1~2개월이 지나 투베르쿨린반응이 양성으로 전환된다. 감염된 사람의 30%는 살아있는 동안 언젠가는 증상이 나타난다. 그러나 언제가 될지는 예측할 수 없다. 발병한 사람을 조사해 보면 감염 후 3개월에서 2년 이내에 발병한 경우가 50%를 차지하고, 감염 후 2년 이상 지나 발병하는 경우가 나머지 50%이다.

3. 결핵의 유형

1) 초감염 결핵

감염 후 3개월에서 2년 이내에 발병하는 경우, 특히 대략 1년 이내에 발병하는 경우는 초감염 형태의 결핵이다. 이러한 형태의 결핵은 초기 침윤이 주로 폐의 하엽을 중심으로 나타나 보통의 폐렴과 같은 임상 증상을 보인다. 폐문 림프절에도 결핵균이 이동해 오는데 거기에서 균은 면역세포에게 잡힌다. 경증의 흉막염이 병발하는 경우도 있다.

2) 만성 결핵(성인형 결핵)

감염 후 2년 이상 지난 다음 산발적으로 발병하는 경우, 대략 1년 이후에 발병하는 경우는 만성형 결핵이다. 이러한 유형의 결핵에서는 주로 폐의 상엽을 중심으로 건락성 육아종 병변을 동반하는 병변이 나타나며, 또한 병변의 중심부에 공동이 보이는 경우가 있다. 임상증상도 관해와 악화를 반복하면서 만성적인 경과를 보인다.

4. 결핵의 증상

폐결핵은 기침, 담, 발열, 전신권태감으로 시작하여, 일반적인 치료를 해도 낫지 않고 2주일 이상 지속되는 것이 특징이다. 진행되면 체중감소, 혈담, 객혈, 호흡곤란이 나타난다.

5. 결핵의 검사와 진단

결핵의 진단에서 가장 중요한 것은 객담 속에서 결핵균을 찾아내는 것이다.

또한 임상소견 특히, 흉부 X-선 소견이 결핵일 때 나타나는 소견과 일치하는지를 확인하는 것이 중요하다. 그러나 '투베르쿨린 반응'은 진단에 그다지 중요하지 않다. 우선 이에 관한 잘못된 생각에 대해서 살펴보자.

1) 투베르쿨린 반응

① IV형 알레르기 반응이다

② BCG 접종 후 또는 결핵균 감염 후에는 양성이 된다

③ 투베르쿨린반응이 음성으로 전환하는 경우가 있다

우리나라는 예방 접종률이 높으므로 대다수의 사람들은 투베르쿨린 반응이 양성이다. 결핵을 진단하는 경우에 투베르쿨린 반응의 결과는 어디까지 참고가 되는 것일까?

BCG 접종을 받지 않은 사람에게 투베르쿨린 반응을 실시하면 결핵균 감염의 기왕력을 조사할 수가 있다. 감염에 기왕력이 있는 사람은 양성이 된다. 그러나 앞에서 설명한 것처럼 감염된 사람 모두가 발병하는 것은 아니다. 따라서 결핵 발병의 진단에 투베르쿨린 반응은 그다지 도움이 되지 않는다. 또 이미 BCG 접종을 받은 사람에게는 투베르쿨린 반응 검사를 실시해도 양성의 결과만 나올 뿐이다. 따라서 이것도 진단상 의의는 거의 없다.

투베르쿨린 반응 검사가 의미를 갖는 것은 '감별진단'에 유효하기 때문이다. 구체적인 숫자로 예를 들어보면, 60세 미만인 사람에게서 투베르쿨린 반응이 음성으로 나타났다면 결핵은 98%까지 배제할 수 있다. 또 60세 이상인 사람에게서도 음성으로 나타났다면 90%까지 배제가능하다.

또 이것은 결핵의 진단과는 다른 이야기가 되겠지만, BCG 접종을 받은 사람 중에서 예전에 투베르쿨린 반응이 양성이었던 사람이 음성이 되는 경우가 있다. 이것을 **'투베르쿨린반응의 음성 전환'**이라고 한다. 우리나라 사람들은 대부분 투베르쿨린 반응이 양성이므로 투베르쿨린 반응의 음성전환은 많은 정보를 부여해 준다. '투베르쿨린 반응의 음성 전환의 의미'는 **표 10-7**을 보기 바란다. 공통되는 배경은 **'세포면역의 저하'**이지만 세포면역과는 아무 관련이 없는 것도 포함되어 있다.

X

감염	바이러스	홍역, 유행성 이하선염, 수두
	세균	발진티푸스, 브루셀라, 티푸스, 나병, 백일해, 중증 결핵, 결핵성 흉막염
	진균	남아메리카 블라스토 진균증
생백신 접종		홍역, 유행성 이하선염, 소아마비
대사이상		만성 신부전
영양상태		중증도의 단백질 결핍
림프조직을 침입하는 질환		Hodgkin병, 림프종, 만성 림프성 백혈병(CML), sarcoidosis
약제		부신피질스테로이드제 및 각종 면역억제제
연령		신생아, 고령자
결핵균의 감염 초기 또는 중증 결핵		
스트레스		수술, 화상, 정신장애, 이식후 거부반응이 발생했을 때

[표 10-7] 투베르쿨린 반응이 일시적으로 음성 전환하는 요인

2) 객담/가래 검사

우선 객담검사에 의해 결핵균을 검출하는 것이 진단의 중요한 근거가 된다. 흔히 다음의 3가지 방법이 이용된다(표 10-8).

① 객담을 그대로 도말하여 Ziehl-Neelsen 염색을 해서 균을 찾아낸다.
② 객담을 특수배지에서 배양하여 균을 분류한다.
③ 객담 속 결핵균의 DNA와 RNA를 증폭하여 결핵균의 존재를 증명한다.

감염부위	장점	단점
도말표본	빠르고 간편하다.	간과할 수 있다.
배양	간과하는 경우가 적다.	아주 느리다.
핵산증폭	비교적 빠르고 간과하는 경우가 적다.	어디에서나 가능한 검사가 아니다.

[표 10-8] 결핵균의 분류

3) 흉부 X-선 사진

전형적인 만성 폐결핵에서는 상부 폐영역(T1, T2가 많지만 때로는 T6에 생기는 경우도 있다.)을 중심으로 침윤음영이 나타나며 때때로 내부에서 공동을 볼 수 있다(그림 10-1).

또 고령자에서는 결핵이 치유된 후의 오래된(진구성) 결핵을 종종 볼 수 있다.

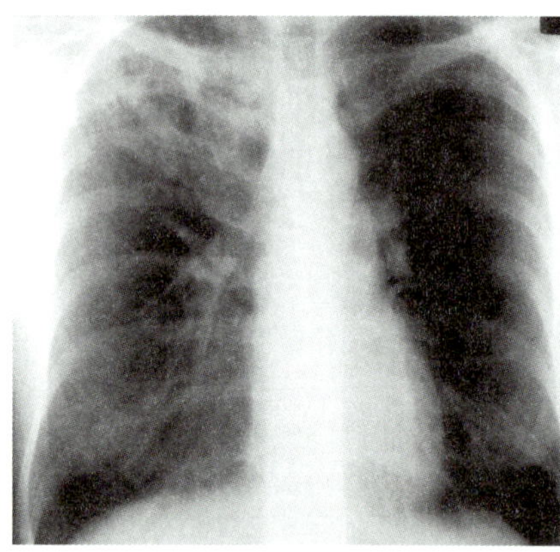

폐첨부에 공동을 동반하는 다발 결절음영이 나타난다

[그림 10-1] 결핵균의 흉부 X-선 사진

TIP

Niacin test란?

Niacin이란 nicotinic acid와 nicotin amide의 총칭이다. *Mycobacterium* 중에서도 결핵균(*M. tuberculosis*)만이 'niacin'을 대량으로 생산할 수가 있다. 다시 말해 같은 *mycobacterium*이라고 해도 비전형 항산균은 niacin을 만들 수 없으므로, niacin test는 음성이다. *Mycobacterium*을 배양하여 배지에 niacin이 많이 있으면 'niacin test 양성'이며 이로써 결핵균임을 알 수 있다.

6. 결핵 치료제

결핵의 치료제는 매우 특수하다. 결핵의 치료제를 다른 감염증에 사용하는 경우는 없으므로 기억하기 쉬울 것이다. 먼저 약 이름을 잘 기억하고 다음으로 부작용을 기억한다. 그리고 실제로는 무엇을 사용하는지 알아두어야 한다.

표 10-9에 '항결핵제의 주요 부작용'에 항결핵제의 이름, 약칭이 나란히 쓰여 있는데 이 중에서 굵은 글씨로 된 약은 암기하자.

다음의 부작용들을 기억하자.

- Isoniazid ·········· peripheral- neuritis
- Rifampicin ········ 혈소판 감소
- Streptomycin ····· 평형장애, 난청, 말초신경장애
- Ethambutol ······· 시력장애
- Pyrazinamide ····· hyperuricemia

실제의 사용법으로는 **그림 10-2**를 보라. 이것은 결핵에 대해 처음으로 화학요법을 실시할 때의 표준방식이다. 실선의 길이만큼 약제를 사용하고 점선의 길이만큼 약제의 투여를 연장할 수 있다.

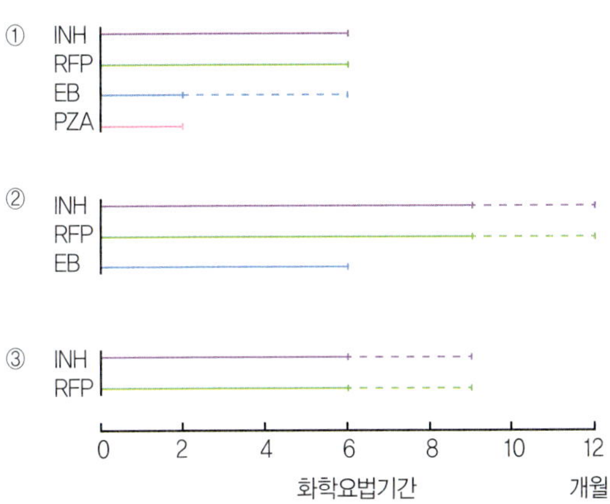

「객담도말 양성」은 ① 또는 ②
「기타 결핵균 양성」및「균 음성·기타」는 ①, ② 또는 ③

[그림 10-2] 결핵 첫회 화학요법의 표준방식

항결핵제	약칭	주요 부작용
Isoniazid	INH	• peripheral neuritis • 간장애 • 알레르기반응(발열·발진)
Rifampicin	RFP	• 인플루엔자성 증후(발열) • **혈소판 감소** • 간장애 • 위장장애
Streptomycin	SM	• **평형장애** • **청력장애** • 알레르기반응 • 신장장애
Ethambutol	EB	• **시력장애** • **말초신경장애**
Kanamycin	KM	• 신장장애 • 청력장애
Capreomycin	CPM	• 청력장애
Ethionamide Prothionamide	TH	• 위장장애 • 간장애
Enviomycin	EVM	• 청력장애 • 평형장애
Pyrazinamide	PZA	• 간장애 • 위장장애 • hyperuricemia
Para-aminosalicylic acid	PAS	• 위장장애 • 알레르기
Cycloserine	CS	• 정신장애 • 경련

[표 10-9] 항결핵제의 주요 부작용

7 비전형 항산균증 Atypical mycobacteriosis

우선 결핵균, 항산균, *Mycobacterium*속이라는 용어의 정의부터 살펴보자.

1. 항산균이란?

*Mycobacterium*이라는 속이 존재하는데, 세포벽의 구성 성분상 특징 때문에 균체가 잘 염색되지 않지만, 한번 염색되면 '산을 사용해도 탈색이 잘 안 된다'는 특징을 가지고 있다. 이 때문에 '항산균(acid–fast bacillus : AFB)'이라고 한다.

항산균은 *Mycobacterium*속 그 자체이다.

2. 항산균에는 어떤 것이 있는가?

우선 배양 가능의 여부로 분류한다(**표 10–10**). 다음으로 배양할 수 있는 항산균을 결핵균과 그 밖의 균으로 나눈다. 배양 가능한 항산균 중, 결핵균이 아닌 것을 '비전형 항산균'이라 부른다. 배양 불가능한 항산균은 나병을 일으키는 '*M. leprosy*'이다.

_Mycobacterium_속 = 항산균

- 항산균
  - 배양 가능
    - 결핵균
    - 비정형 항산균(종류가 많다)
  - 배양 불가능 – 나균

[표 10–10] 항산균의 분류

3. 비전형 항산균에는 어떤 것이 있는가?

대표적인 것이 *M. avium complex(M. avium* 과 *M. intracellulare*. 줄여서 MAC)로, 비정형 항산균증의 75%를 차지한다. 다음으로 *M. kansasii*가 많아 20%를 차지한다.

4. 비전형 항산균에 감염되기 쉬운 사람

비전형 항산균은 토양이나 물 등에 넓게 분포되어 있는 균으로서 정상적인 면역능력을 가진 사람은 감염되지 않는 약독균이다. 사람에게 감염되는 경우는 '**기회감염**'이며, 사람에서 사람으로의 전파는 거의 없다는 점에서 결핵균과 구별된다.

5. 비전형 항산균증

이환되는 장기는 대부분 폐이다. 결핵과 아주 비슷한 임상증상을 보이지만 항결핵제가 별로 효과가 없다는 점이 다르다. 항결핵제가 효과가 없을 경우에는 외과적 절제를 실시한다. 결핵과 비교해서 외과적 절제를 하는 빈도가 높다.

X

폐렴 핵심정리

병태생리로 보는 폐렴

폐렴이란 폐실질에 일어나는 급성 염증 상태로, 세균 등이 주로 기도를 통해서 폐에 침범하여 염증을 일으킨다.

병 인	**신체 상태** • 폐의 면역력 저하 • 연령(고령자, 소아) • 저영양상태 • 생활습관(흡연, 음주) • 약물(내성, 면역력 저하 등) **전형폐렴** • 폐렴구균, 인플루엔자균 등의 원인균에 의하여 발생 **비전형폐렴** • 세균 이외의 미생물에 의하여 발생(미코플라스마 폐렴과 클라미디아 폐렴) **감염양식, 경로** • 접촉감염(새, 동물 등) • 공기감염 • 감염 위험 상태(의료인, 환자, 의료기구)
병 태	**폐의 염증** • 폐 조직파괴 • 백혈구 증가 • 발열물질 **독소발생** • 폐조직 순환장애 • 폐막 자극 **＊합병증 발병위험** – 폐화농증 – 호흡부전 – 심부전 – 뇌막염 – 패혈증

증상	• 감기 증상, 소화기 증상 • 관절통 • 화농성 객담, 건성 기침 • 39℃ 이상의 발열, 오한 • 흉통, 호흡곤란, 천명음, 수포음 • 불안, 권태감, 식욕부진 • 가스 교환 장애, 저산소혈증, 호흡보조근 사용 • 구강 점막 장애 • 빈맥, 빈호흡, 울혈성 심부전, 부정맥 등 • 기립성 저혈압 • 호흡성 산증: 고탄산증, pH 저하 • 균혈증: WBC 증가

사정 및 검사	**사정** • 호흡수 증가 • 폐음(기관지, 폐포 호흡음의 감약, 수포음) • 빈맥 • 혈압 저하 • SpO_2 저하 **검사** • 원인균 – 객담 도말, 항원검사 등 • 염증반응 – 백혈구수 증가, 백혈구핵 좌방 이동 – CRP 상승 • 일반검사 – 알부민 – 전해질 조절 – 신장기능 • 흉부X-선 사진

치 료	**화학요법** • 항균제 투여 **근치치료** • 부신피질호르몬제제 **대증요법** • 진해제 • 거담제 • 해열제 • 진통제 **일반치료** • 안정 • 호흡관리 • 영양관리 • 감염예방

TIP

전형 폐렴의 원인균

- 치료 시 원인균의 종류에 따라 사용되는 약제가 다르기 때문에, 객담 배양검사나 혈액 배양검사 등을 통해 원인균을 분류하는 것이 중요하다(**표 A**). 성인의 시중 폐렴의 원인균 중에는 폐렴구균이 가장 많고, 다음으로 인플루엔자균이 많다.
- 폐렴이 중증화하면 폐실질의 파괴를 동반하는 폐농양이 되고, 염증이 흉막에 이르러 농양이 흉막과 연결되면 고름가슴증(농흉)이 된다.

균이름	형태	생식장소	특징적인 소견	항균제
폐렴구균 *Streptococcus pneumoniae*	• 그람양성구균 • 쌍구균 • 호기성	• 사람의 코인두에 상재	• 상기도염에 이어 오한, 전율을 동반한 고열이 난다. • 기침과 녹슨 색깔의 가래를 동반한다. • 종종 균혈증, 수막염, 관절염 등을 병발하며 중증화한다. • 대엽성 폐렴상을 나타낸다.	• 광역페니실린(암피실린, 피페라실린)이 제1선택약 • 페니실린 내성 폐렴구균(PRSP)에 대해서는 상기 약제를 높은 용량(상용량의 2~3배) 사용한다. • 고도 내성균에는 카바페넴계 약제를 사용한다.
인플루엔자균 *Haemophilus influenzae*	• 그람음성간균 • 호기성	• 사람의 코인두에 상재	• 코점막 손상에 의한 코인두염 • 소아에 많이 발생 • 균의 증식에 의해 폐렴, 중이염, 부비동감염, 뇌수막염을 유발하거나 호흡기계 기초질환을 악화시킨다.	• β–락타마제 저해제 배합 페니실린이나 광역 페니실린이 제1선택약이다. • 암피실린 내성균이 약 40%를 차지한다. • β–락타마제 저해제 배합 페니실린이나 광역 페니실린이 제1선택약이다. • 암피실린 내성균이 약 40%를 차지한다.
클렙시엘라 *Klebsiella pneumoniae*	• 그람음성 간균 • 통성혐기성	• 구강 • 장관에 상재	• 애주가·흡연자·당뇨병 환자의 흡인으로 인해 1차성 폐렴을 유발하는데 급격하고 위중한 증상이 나타난다. • 페니실린을 계속 투여하면 균교대현상이 일어나 호흡기감염증(2차성 폐렴)이 초래된다.	• 제2세대 세펨계가 제1선택약이다. • 카바페넴계, 뉴퀴놀론계도 유효하다.
황색포도상구균 *Staphylococcus aureus*	• 그람양성구균 • 포도송이 모양으로 배열 • 통성혐기성	• 자연환경 • 코안 • 장관 • 피부에 상재	• 기관지폐렴을 나타내며, 조직파괴성이 강하기 때문에 폐농양이나 고름가슴증을 합병하기 쉽다. • X–선상에서 액면형성(niveau)이 동반된 공동성 병변이 다발한 것을 볼 수 있다.	• β–락타마아제 저해제 배합 페니실린이 제1선택약이다. • 메티실린 내성 황색포도알균(MRSA)에는 반코마이신을 사용한다.

[표 A] 전형 폐렴의 원인균 분류

결핵 핵심정리

병태생리로 보는 결핵

폐결핵이 대부분이며 폐외결핵으로는 결핵성 수막염, 결핵성 흉막염, 장결핵, 골결핵(척추결핵 등), 결핵성 림프절염 등이 있다.

병 인	• 공기 중의 결핵균을 흡입 • 감염 후 상당한 기간이 지나 인체의 저항력이 떨어졌을 때 발병 **※ 결핵균의 특성** • 자외선에 약하다(햇빛이나 열로 파괴된다). • 인체 내에서 천천히 번식하고 인체 밖에서는 번식하지 못한다. • 결핵약을 복용할 경우 전염력은 급격하게 감소한다.

병 태	• 결핵균이 세기관지, 폐포에 정착 • 폐포의 세포내에서 결핵균이 분열·증식 • 림프의 흐름을 타고 폐문림프절에 도달하여 림프절에 병소를 형성 • 흉막, 전신의 혈류 및 뇌척수막에 염증이 파급

증 상	**초기 증상** • 혈담, 흉통 • 기침, 객담 • 미열(오후), 식은땀(밤), 전신권태감 • 식욕부진, 체중감소 **중기 증상** • 숨막힘, 호흡곤란 • 활동내성저하 **영양 섭취 부족** • 불면, 피로

사정 및 검사	**사정** • 병력 • 결핵 감염자와의 접촉 유무 **검사** • 흉부X-선 검사 • 객담 배양 검사(항산균 도말검사, 배양검사, 핵산증폭검사) • 면역학적 진단 : 투베르쿨린 반응, QFT 검사
치료	**화학요법** • 항결핵제 복약(약의 부작용 : 피진 등의 알레르기 반응, 간, 청력 및 시력장애) • 화학요법을 시작하고 첫 2주는 타인과의 접촉을 피한다. • 내성이 생기므로 최소 4가지 약을 병용한다(병용요법 시 독작용이 적고, 급속한 살균이 일어난다). • BCG는 투베르쿨린 검사 후 음성(0~4mm)일 경우에만 접종한다. **외과요법** • 병소부의 절제

TIP

항결핵제의 부작용

- 에탐부톨: 시력저하, 시신경염
- 리팜핀: 오렌지색 소변, 위장장애
- pyrazinamide: 관절통, 간독성
- streptomycin: 청력손실, 이명, 신독성
- INH(isoniazid): 간염, 말초신경염

병태생리로 보는 중증 급성 호흡기증후군(SARS)

SARS(Severe acute respiratory syndrome)는 호흡기 증상을 중심으로 한 전신성 감염증이다. 2003년 중국 광동성에서 발병하기 시작하여 전 세계(주로 아시아)적으로 많은 사망자가 발생하였다. SARS 바이러스라는 신형 코로나바이러스가 원인이며 사람에서 사람으로 감염된다.

병 인	• 신형 코로나바이러스인 SARS 바이러스
병 태	• 사람과 사람 간 감염 • 기도분비물에 의한 비말감염 • 2~10일간의 잠복기 • 대부분 1주일 만에 호전되나 10~20%가 ARDS를 초래하여 인공호흡기 치료가 필요하다.
증 상	• 38℃ 이상의 갑작스런 발열 • 식욕부진, 전신권태감 • 오한, 전율, 근육통 등 • 두통, 기침, 호흡곤란 • 의식혼탁 • 수양성 설사 등 소화기 증상
진단 및 검사	• 흉부 X-선 검사 • 혈청항체검사 • 유전자 진단 – RT-PCR법 – LAMP법

치 료	• 대증요법 – 수액요법 • 초기에는 광범위 항균제 사용(사스로 진단된 후에는 항생제 사용 중단) • 중증의 예에서는 호흡기관리가 중요 • 환자를 격리시키고 진료 시 마스크, 장갑, 보안경 등을 착용하여 감염을 예방한다.

X

XI 외과 감염증

A 외과 감염증 총론 (소화기 질환 중심으로)

1 외과의가 접할 수 있는 감염증

외과의가 접할 수 있는 감염증에는 2가지 유형이 있다.

① 이미 감염증이 존재하고 있어 그에 대해 외과적 조치가 필요한 것
② 원래는 없었던 감염증이 새롭게 나타난 것

①의 대표적인 예는 천공성 복막염(perforational peritonitis)이다. 소화관에 구멍이 뚫려 세균이 복강내 감염증을 일으키는 것이다. 우선적으로 외과적 처치, 즉 구멍을 막는 작업을 해야 한다. 여기에서는 이러한 유형의 감염증을 **'1차 감염증'**으로 취급하기로 한다.

②의 대표적인 예는 외과적 수술에 관련된 감염증이다. 이 유형을 **'수술후 감염증'**으로 취급하기로 한다.

XI

2 1차 감염증 Primary infection

내과에서도 외과적 처치가 필요한 질환에 대해 공부하게 되는데 그 외과적 처치에는 '암을 절제하여 치료하는 것'에서부터 혈액질환에서의 '비장적출'에 이르기까지 실로 다양한 시술이 존재한다. 감염증에 대해서도 전부 '항생제'로 치료하는 것이 아니라 그러한 '외과적 처치'가 필요한 경우가 있다.

외과적 처치(배농절개에서부터, 개복 · 개흉수술을 포함하는)가 필요한 감염증에는 다음과 같은 것들이 있다.

- 특발성 식도파열(idiopathic esophageal rupture)
- 소화성 궤양천공(perforation of gastric ulcer)

- 급성 충수염천공(perforation of acute appendicitis)
- 항문주위 농양(perianal abscess)
- 간농양(liver abscess)
- 급성 폐쇄성 화농성 담관염(acute obstructive suppurative cholangitis)
- 급성 췌장염의 감염성 췌장괴사, 췌장농양(pancreatic abscess)
- 감염심내막염(infective endocarditis)의 일부
- 당뇨병성 괴저(diabetic gangrene)
- 피부연부조직 감염증(생인손〈whitlow〉, 괴사성 근막염 등)
- 농흉(empyema)
- 손상, 외상(trauma)
- 화상

3 수술후 감염증 Postoperative infection

수술의 성공 여부는 수술후 감염증의 제어에 있다고 해도 과언이 아니다. 수술을 함으로써 발생되는 감염증을 살펴보기로 하자.

- 창상 감염
- 복강내 감염증(장관 봉합부전이 대표적)
- 카테터(catheter) 감염증
  - IV 카테터(좁은 의미의 카테터 감염증)
  - 요도 카테터
  - 경막외 카테터
  - 복강내 drain
  - 흉강 drain
  - 기타 drain
- 호흡기 감염증
- 담도계 감염증

이들 감염증은 수술을 하지 않으면 발생하지 않는다. 그러나 감염증의 제어가 귀찮다고 해서 메스를 잡지 않는 외과의는 없다. 모든 외과의는 감염증의 위험과 싸우면서 수술을 하는 것이다.

4 감염증에 대한 연구

1. 항생제 사용 전 준비

항생제를 사용하는 것이 외과 영역에서 감염증을 제어하기 위한 유일한 방법이라고 생각하면 큰 착각이다.

항생제를 사용하기 전에 해야 할 일이 몇 가지 있는데 가장 먼저 해야 할 일은 손 씻기와 소독이다.

1) 손 씻기

무균장갑을 끼지만 장갑에 구멍이 뚫리는 등의 '사고'는 얼마든지 일어날 수 있다. 이때 손에 균이 묻어있지 않다면 사고의 피해를 최소한으로 줄일 수 있다. 손을 씻어 손의 상재균(normal flora)을 완전히 없앤 상태에서 수술에 임한다. 수술 전 손소독에 효과적인 것으로 입증되고 지속적인 효과가 있는 손소독제나 알코올 성분 소독제를 사용하고, 솔이나 스펀지를 이용하는 등 수술 전 손소독 절차 및 소독시간은 병원과 제조회사의 사용지침에 따라 작성된 표준화 된 지침에 따른다.

2) 피부소독

피부를 절개하지 않고 실시하는 처치는 기관지경과 내시경에 의한 처치뿐으로 모든 외과적 기술은 피부나 점막에 대해 손상을 입히게 된다.

피부 자체는 감염의 방호벽이지만 피부 표면에는 상재균이 우글거린다. 피부소독에는 2가지의 의미가 있어 다음과 같은 것을 목적으로 한다.

- 피부 상재균에 의한 창상 감염을 막는다.
- 피부 상재균이 무균상태인 몸의 깊숙한 부위에 들어가지 않도록 한다.

XI

2. 배농

Drainage의 의의는 혈종이나 장액종의 형성을 막는 데에 있다. 만일 drainage를 소홀히 하면 항생제가 도달하지 않는 세균의 온상이 만들어져 항생제에 의한 감염증의 제어가 어려워진다.

배농 자체는 매우 간단한 시술이지만, 감염증 치료에 있어서 때로는 항생제 투여 이상으로 중요하다는 것을 명심해야 한다.

3. 씻기

더러워진 곳을 씻는다는 발상은 극히 자연스러운 것으로, 의료에 있어서도 중요한 위치를 차지한다. 더러워졌다는 말에는 2가지의 의미가 있다. 첫 번째는 병원균이 있다는 의미이고, 두 번째는 병원균의 주거환경이 되는 이물질이 있다는 의미이다.

4. Débridement

브러시로 깨끗이 씻어도 제거되지 않는 이물질이 존재하는 경우가 있다. 이러한 이물질은 조직과 함께 절제한다. 또 좌멸조직(crushed tissue), 화상 등으로 생긴 괴사조직(necrotic tissue)도 절제해 버린다. 좌멸조직이나 괴사조직은 혈류가 없거나 부족하기 때문에 세균감염의 온상이 되기 쉽기 때문이다.

5. 열린 상처

상처를 덮지 않은 채 그대로 두는 것을 '열어둔다'라고 한다. 어떤 종류의 세균에 대해서는 상처를 열어두는 것이 매우 중요한 의미를 갖는다. 공기에 접촉시켜 놓음으로써 혐기성 세균, 특히 파상풍균(*Clostridium tetani*)에 의한 감염을 예방할 수 있다. 상처를 열어두면 상처가 공기와 접촉하여 혐기성 세균은 증식할 수 없게 된다. 상처가 더러울 경우에는 충분히 débridement를 실시함과 동시에, 상처를 잘 소독하여 열어두는 것이 중요하다.

6. 개복수술에서의 감염증 대책

소화관의 내강은 장내세균으로 넘쳐난다(**그림 11-1**). 무균상태인 복강내에서 보면 아주 더러운 환경이다. 그런 소화관에 인위적으로 틈을 만들면 장내세균이 튀어나간다.

소화관을 절제하거나 문합하면 반드시 장내세균이 복강내로 누출되는데 외과의는 이것을 알고 수술에 임해야 한다. 물론 이에 대한 대책이 있다.

다음 3가지가 주요 대책이다.

① 수술전에 가능한 한 장관내강을 비운다.
② 수술전에 항생제를 복용시켜 장내세균의 수를 감소시킨다.
③ 장관 처치 후, 생리식염수로 잘 씻는다.

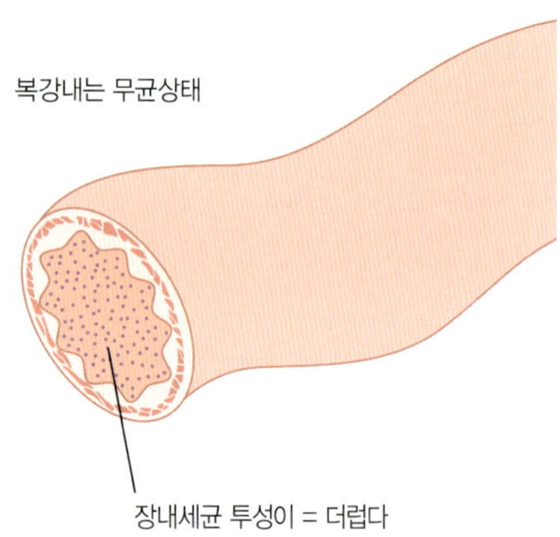

[그림 11-1] 장내세균

플 러 스 코너

1. 수술후 감염증의 빈도

참고로 외과 영역의 수술후 감염증의 빈도를 살펴보자(**그림 A**). 복강내 감염증이 가장 많은 것은 당연하지만, 수술 부위와 관계없는 수술 영역외 감염이 상당한 빈도를 차지하고 있는 것도 주목할 만하다. 수술을 할 때 몸에 삽입되는 관의 삽입부위에 의한 감염증인데 아주 작은 상처로도 감염증이 발생한다는 것을 다시 한 번 인식하기 바란다.

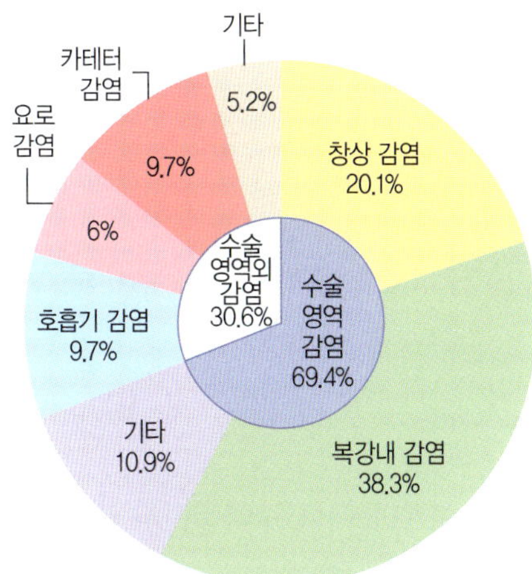

[그림 A] 수술후 감염증의 종류

B 외과 감염증 각론

여기에서는 수술후의 감염증에 대해서 살펴보기로 한다.

1 창상 감염 Wound infection

피부를 절개하거나 봉합했을 때 '발적, 종창, 통증, 열감' 등의 염증증상을 보인다. 오염된 환경에서의 절개 또는 봉합법의 오염이 원인이다. 배농절개 등의 외과적 처치와 항미생물제의 전신투여가 실시된다.

2 수술후 복강내 감염 Post operative intra-abdominal infection

1. 병태생리

① 복강내에 잔존 또는 누출된 균이 혈종이나 장액종에서 증식
② 봉합부전에 의한 감염
③ 수술중 장관, 담관, 췌관, 요관 등의 손상(구멍 뚫림)에 의한 감염
④ 복강내 drain 삽입에 동반되는 감염

①에 관해서는 이미 설명하였고, ②에 대한 설명은 생략하겠다.
④에 관해서는 나중에 설명하기로 한다.
여기에서는 ③의 담관(쓸개관)이나 췌관(이자관)이 손상되면 왜 감염되기 쉬운지에 대해서 살펴보자.

쓸개관이 손상되면 담즙(쓸개즙)이, 췌관이 손상되면 췌액(이자액)이 각각 복강내로 누출된다. 본래 담낭, 담관 안은 무균상태이지만, 고령자인 경우나 담석이 존재하는 경우에는 담관 내에서 높은 비율로 세균이 검출된다. 약 반수의 환자에게서 담도 내 세균이 검출되므로, 담즙 누출로 인해 담도 내 세균이 원인인 감염증을 일으키는 경우가 있다. 또 쓸개즙 자체가 세균의 증식에 유리하게 작용하기 때문에 감염의 위험이 더욱 높아지게 된다.

췌액은 자가소화작용이 있어 조직을 녹인다. 췌액에 의해 손상을 입은 조직과 세포는 세균에게 있어서 살기 좋은 장소가 되어 감염의 위험이 높아지게 된다.

수술 시에는 담관이나 췌관에 상처를 입히는 경우가 있어, 수술후 복강내 감염의 원인이 되는 경우가 있다. 담관이나 췌관에 상처를 입히지 않을 수 없는 간절제나 췌장절제에서는 누출 담즙과 누출 췌액의 철저한 drainage가 수술후 감염증 제어의 열쇠를 쥐고 있다고 해도 과언이 아니다.

2. 증상

복통, 오심, 구토, 복막자극증상, 수술후 발열 등 복막염과 같은 증상을 나타낸다.

3. 원인균

항생제를 예방적으로 투여한 상태에서 생기는 감염이므로 선행 투여된 항생제에 내성이 있는 균이 원인균이 되는 경우가 많다. 그러나 이러한 균이 많은 것은 아니므로 원인균에 대해서는 기억하지 않아도 된다.

4. 치료

감염소의 drainage와 항미생물제의 투여가 기본이다

XI

3 카테터 감염증 Catheter-related infection

수술이 끝나면 몸에는 여러 가지의 관이 들어가 있다. 필요한 것이기는 하지만 이것이 감염원이 되는 경우가 종종 있다. 우선, 다양한 카테터가 수술후에 어떠한 역할을 하는지 설명하겠다.

1. 각종 카테터

1) IVH 카테터, 혈관내 카테터

소화관 수술후에는 모든 예에서 금식을 하며 경과를 본다. 영양관리 및 약제관리는 수액을 통해서 실시한다. IVH(intravenous hyperalimentation) 카테터의 등장으로 수술후의 관리가 비약적으로 향상되었기 때문에 현재는 수술에서 당연히 사용되는 것으로 인식되고 있다.

2) 요도 유치 카테터

수술후 바로 움직일 수 없기 때문에 요도 유치 카테터를 삽입한다. 시간당 요량을 확인하는 것이 가장 큰 목적이며, 이것은 수액관리에 있어서 없어서는 안 될 중요한 정보이다.

3) 경막외 카테터

수술후 통증관리를 위하여 유치하며 그곳으로 진통제를 투여할 수 있다.

4) 복강내 배출관(drain)

복강내 drain을 유치함으로써 혈종이나 장액종이 형성되지 않도록 한다.

2. 카테터의 유치와 감염증의 관계

카테터의 유치와 감염증은 밀접한 관계에 있다. 관을 넣으면 당연히 감염증이 발생한다고 생각해도 될 정도로 카테터 감염증은 높은 빈도로 나타난다.

소독 부분에서 카테터의 관외성 감염경로에 대해서 설명했는데, 여기에서 다시 한번 설명하겠다.

1) 관외성 감염경로

카테터 삽입 시 또는 삽입 후, 피부로부터 카테터 외벽을 따라 상재균이나 외래균이 침입한다.

2) 관내성 감염경로

카테터의 내부로부터 균이 침입하는 경로를 말한다.

3) 원격부위로부터의 감염경로

혈행성으로 흘러온 세균이나 진균이 카테터에 부착하는 경로이다. 카테터의 주위에 혈전(throm-bus)이나 피브린이 휘감겨 세균이 달라붙기 때문에 일어난다.

이상의 3가지 경로를 생각할 수 있다.

이들 경로로부터 침입한 세균, 진균은 증식을 시작하며 다음과 같은 각종 감염증을 일으킨다.

- 혈관유치 카테터 ············· 패혈증
- 요도유치 카테터 ············· 요로감염증(방광염 등)
- 경막외 카테터 ················ 중추신경계 감염증(뇌수막염 등)
- 복강 drain ················ 복막염

일반적으로 카테터 감염증이라면 혈관유치 카테터에 의한 감염증만을 가리키는 경우가 많지만, 본문에서는 수술후에 사용하는 '관'과 관련시켜 일괄적으로 설명하였다.

3. 치료

우선, 카테터를 제거하는 것이다. 카테터가 원인인 경우에는 카테터를 제거하기만 해도 대부분 감염의 징후가 소실된다.

4 수술후 호흡기 감염증 Postoperative respiratory infection

소화관 수술에서도 수술후에 폐렴을 초래하는 경우가 있다. 수술과 호흡기 감염증에는 어떤 관계가 있는지 알아보자.

1) 객담을 뱉어낼 수 없다

객담을 자력으로 뱉어낼 수 없으면 그 객담은 기도 안으로 떨어지게 될 확률이 높다. 이른바 '흡인폐렴'의 시작인 것이다. 객담을 뱉어낼 수 있는지의 여부가 호흡기 감염증 발생의 갈림길이 된다. 객담을 뱉어내는 데에도 다음과 같은 어려움이 있다.

→ 담을 뱉기 위해서는 성대를 조이고 힘을 주어야 한다
→ 상처가 아파서 힘을 줄 수가 없다
→ 진통제 투여
→ 진통제로 인해 의식이 분명하지 않다
→ 객담을 뱉으려고 하는 의지가 약해진다
→ 악순환의 반복

이 외에도 수술후 호흡기 감염증에 영향을 주는 것으로 다음과 같은 것들〈 2)~6)〉이 있다

2) 기관(내) 삽관

→ 코인두의 세균을 기관내로 끌고 들어가게 된다

3) 수술에 의한 스트레스성 궤양을 예방하기 위해 위산분비를 억제

→ 위 속의 pH가 높아진다
→ 위 속에서 세균이 증식하기 쉬워진다
→ 세균량이 많아진 위액이 역류하여 기도로 들어가는 경우가 생긴다.

4) 카테터에 의한 객담의 흡인

→ 카테터 삽입시 감염이 발생하지 않도록 주의

5) 되돌이신경마비로 후두근육장애(식도암에 많다)

→ 잘못 삼키기 쉬워진다

6) 인공호흡기 사용

→ Ventilator associated pneumonia 발생위험 증가

이상과 같이 수술로 인해 호흡기감염증이 발생하기 쉬운 원인이 몇 가지 있으며, 소화기 수술로도 폐에 감염이 일어날 수 있다는 것을 알고 있어야 한다.

5 수술후 담도계 감염증 Postoperative biliary infection

수술후의 담도 감염은 담도계에 직접 메스를 대는 것이 원인으로 일어나는 것(**수술후 역행성 담관염〈쓸개관염〉**)과 담도계에 어떤 조작을 하지 않았는데도 불구하고 일어나는 것(**급성 무결석담낭염〈무결석쓸개관염〉**), 두 가지가 있다.

복강내 감염증으로 분류되지만, 소위 복막염을 일으키는 복강내 감염증과는 병태가 전혀 다르다.

수술후에 담도계 감염증(특히, 급성 무결석담낭염)이 일어날 수 있다는 사실을 모르면 실제 임상에서 당황하게 되므로 기억해 두기 바란다.

1. 수술후 역행성 담관염/쓸개관염

담관과 공장/빈창자을 문합한 경우나 십이지장유두(duodenal papilla)를 형성한 경우는 담도에 통과장애가 일어나 담도 내압이 상승할 수가 있다. Drainage tube가 막힌 경우에도 담도 내압이 상승한다. 담즙이 고인 곳에서는 세균이 증식하기 쉬워지는데(**그림 11-2**), 방치해 두면 급성 폐쇄성 화농성 담관염으로까지 진행한다.

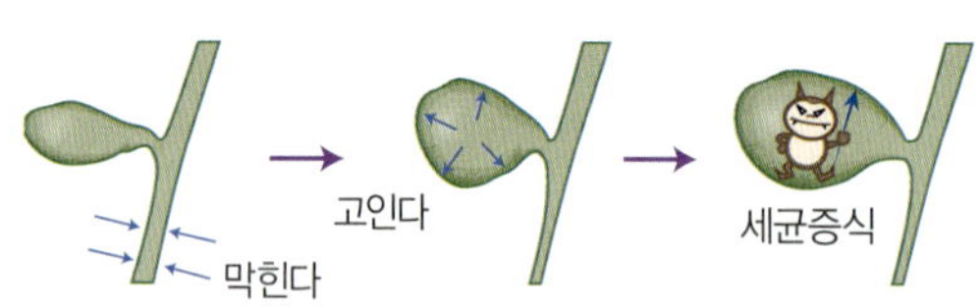

[그림 11-2] 담도의 흐름이 나빠지면

통과장애를 제거하는 것이 치료방법으로, 재수술이나 배액관(drainage tube)의 교환, 그리고 쓸개즙으로 배설되기 쉬운 항미생물제를 투여한다.

2. 급성 무결석담낭염/무결석쓸개염 Acute acalculous cholecystitis

신경외과 뇌수술이나 정형외과 수술후 등, 담낭과 전혀 관계가 없는 부위의 수술에 의해 일어나는 경우도 있다.

왜 수술후에 이런 담낭염이 생기는지는 잘 알려져 있지 않지만 수술후에 담즙이 진해져 담즙의 흐름이 나빠지기 때문으로 추측되고 있다.

증상은 담석이 있는 담낭염과 동일하다

6 정리

외과적 감염증에 대해 정리하면 다음의 3가지로 요약할 수 있다.

- 무엇보다 감염증이 일어나지 않도록 예방하는 것이 중요하다.
- 감염증의 치료는 외과적 처치 없이는 이루어질 수 없다
- 외과수술은 수술후 감염증과의 전쟁이다.

XII 중추신경계 감염증

A 중추신경계 감염증 총론

중추신경계의 감염증은 종종 치명적이며 회복되었다고 해도 심각한 후유증을 남기는 경우가 많은 반면, 씻은 듯이 낫는 경우도 있다. 또 치료법이 어느 정도 확립되어 있는 것이 있지만 치료 효과를 나타내지 못하는 경우도 있다.

따라서 조기진단이 매우 중요하고, 또한 치료시기를 놓치지 말아야 한다는 것이 중요하다. 진단에 있어 요추천자(lumbar puncture)는 매우 중요하며, 요추천자와 뇌척수액(CSF) 검사 결과의 판독은 임상에서 매우 중요하다. 또한 이 수기가 금기시되는 경우도 임상에서는 중요한 부분이다.

1 뇌염과 뇌수막염의 차이

1. 뇌수막이란?

우선 '뇌수막'이란 무엇인지 살펴보자. **그림 12-1**과 **그림 12-2**를 보기 바란다. **그림 12-1**은 두정부의 단면에서 자주 볼 수 있는 그림이다. 두개골의 바로 아래에는 '뇌경막(cranial dura mater)'이, 그 속에는 '뇌지주막(encephalic arachnoid)'이, 그리고 마지막으로 '뇌연질막(cranial pia mater)'이 있다. 이 3가지의 막, 즉 뇌경막, 뇌지주막, 뇌연질막을 합하여 '뇌수막(cerebral meninges)'이라고 한다.

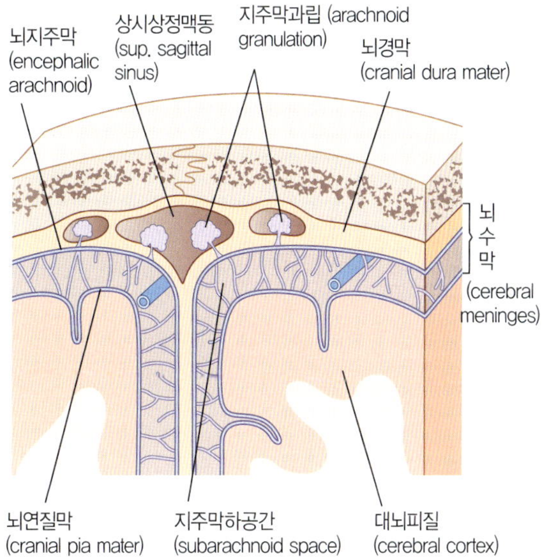

[그림 12-1] 뇌피막의 단면

2. 뇌염 Encephalitis 이란?

뇌실질의 염증을 뇌염이라 한다. 주로 미생물 감염에 의한 것을 말한다. 예를 들어 다발성 경화증(MS)은 뇌실질의 염증이지만, 일반적으로 '뇌염'이라고 하지 않는다.

다발성 경화증은 감염에 의한 염증성 질환이 아니라 '자가면역반응에 의해 일어난 염증성 질환'이기 때문이다.

뇌염에는 뇌실질만 침범당하는 유형과, 뇌수막염에서 이행한 뇌수막뇌염 형태의 유형이 있다.

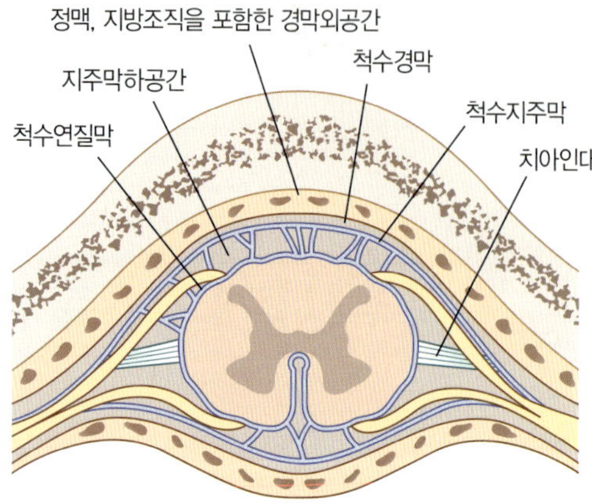

[그림 12-2] **척수피막**

3. 뇌수막염 Meningitis 이란?

앞에서 뇌수막의 구조에 대해 상세하게 설명하였다. 일반적으로 뇌수막염이란 수막 중에서 지주막/거미막과 연질막이 미생물에 감염된 것을 말한다. 경막에 대한 감염은 거의 존재하지 않는다. 또, 뇌수막 단독으로 침범당하는 질환도 거의 존재하지 않으므로 뇌수막염이라고 하면 척수수막이 손상을 입는 것으로 생각하면 된다.

뇌수막염에서 중요한 것은 다음의 2가지 점이다.

① 뇌수막자극 증상을 동반하는 것
② 뇌척수액에 염증소견이 나타나는 것

2 수막자극 증상 Meningeal irritation symptom

수막자극 증상이란 수막이 자극을 받은 상태에서 나타나는 증상인데, 여기에서 말하는 자극이란 수막에 존재하는 통각 감수부위(통각 감수성 신경이 존재하는 부위)가 자극당하는 것을 말한다. 수막자극 증상에는 두통, 목경직, Kernig 징후, Brudzinski 징후가 있다.

수막자극 증상은 뇌수막염과 지주막하출혈에서 나타나는 것이라고 기억하자.

1. 두통 Headache

머리 속에서는 통증을 느끼는 부분이 국한되어 있어 경막의 일부, 혈관의 일부, 뇌저부분의 지주막, 뇌신경, 목신경의 일부만이 통증을 전달한다. 뇌실질에는 통증을 느끼는 부분이 존재하지 않는다. 수막자극 증상에 의한 두통은 경막, 지주막, 지주막하공간을 통과하는 신경을 자극함으로써 발생한다. 자극의 내용은 염증성 물질을 방출하거나 부종에 의한 압박, 견인 등이다.

2. 목경직 Nuchal rigidity

뇌수막의 염증 · 지주막하출혈에 의해 뇌수막이나 목신경은 부종을 일으킴과 동시에 염증성 물질 때문에 통증에 대한 역치가 낮아진다. 이와 같은 상태에서 앞으로 굽히게 하면 부어 오른 뇌수막이나 신경에 신전자극이 전달되어 통증을 중추로 전달함과 동시에 반사적으로 뒤통수나 목덜미의 근육이 수축된다. 이것은 더 이상 뇌수막이나 목신경을 당기지 말라는 방어체계의 발현인 것이다.

수막자극증상
- **두통**
- **목경직**
- **Kernig 징후**
- **Brudzinski 징후**

다리를 벌린 상태에서 몸을 앞으로 굽혔을 때를 예로 들어 목경직을 생각해 보자. 우선 적당히 몸이 긴장되어 있는 사람을 선택한다. 그 사람의 발을 벌리게 하여 뒤에서 등을 밀면 본인은 아파서 미는 힘에 저항한다. 엉덩관절의 근막 등에 전해지는 신전자극이 통각이 되어 중추로 전해지면 동시에 척수반사가 일어나 더 이상 앞으로 굽힐 수 없도록 길항근이 수축되어 일어나는 현상이라고 볼 수 있다(**그림 12-3**). 목경직은 이것이 심해진 경우이기 때문에, 조금만 앞으로 굽혀도 목덜미 및 뒤통수 부위의 근육수축을 초래한다.

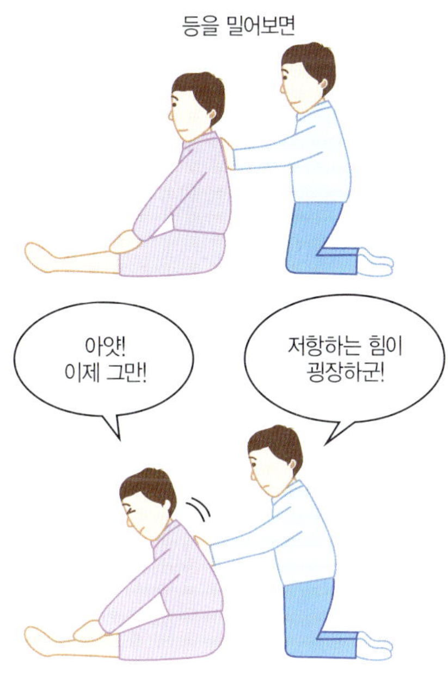

[그림 12-3] **앞굽힘(anteversion)**

XII

3. Kernig 징후

요천골(허리엉치) 부위의 수막에 염증이 파급되면 그 부위의 신경근은 자극을 받는다. 이때, 좌골신경/궁둥신경을 신전시켜 신경근을 긴장시키면 통증과 함께 근육수축이 일어난다.

실제로는 **그림 12-4**와 같이 고관절/엉덩관절을 90° 로 굽힌 상태에서 슬관절/무릎관절을 신전시킨다. 이때 135° 이상 신전되지 않는 경우 즉, 아파서 더 이상 뻗을 수 없는 상태, 근육이 당겨서 더 이상 뻗을 수 없는 상태가 Kernig 징후 양성(+)이다.

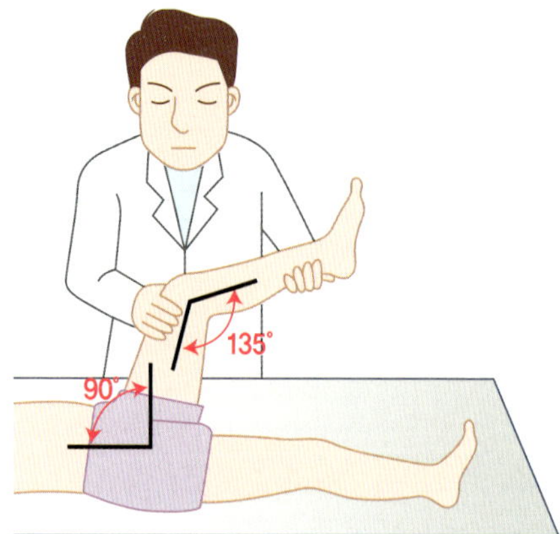

[그림 12-4] 수막자극징후

4. Brudzinski 징후

반듯이 누운 환자의 머리를 앞으로 굽히게 하면 고관절과 슬관절이 자동적으로 구부려지는 경우를 Brudzinski 징후 양성(+)이라고 한다. 머리를 앞으로 굽히게 하면 목척수가 당겨져 아픈데 그것을 막기 위해 좌골신경을 이완시킴으로써 통증을 완화하려고 일어나는 반사이다.

3 요추/허리 천자 Lumbar puncture

요추천자와 뇌척수액 검사는 뇌수막염을 진단하는 데 있어서 필수적인 검사이다. 먼저 요추천자의 수기에 관하여 살펴보고, 이어서 뇌척수액 검사의 결과를 해석하는 방법에 대해서 공부하기로 하자.

1. 수기

요추천자의 수기는 뇌척수액 채취만이 아니고 약제의 주사, 척수조영술(myelography)이나 요추마취에도 응용되고 있다.

4 뇌수막염, 뇌염의 일반적인 증상

심한 두통, 발열, 오한 외에 메스꺼움, 구토가 나타난다. 진행되면 의식장애, 경련, 착란 등이 나타난다.

비교적 양호한 경과를 보이는 것부터 치사율이 높은 것까지 있으며, 회복된다고 해도 심각한 후유증이 남을 수 있다

5 뇌수막염, 뇌염의 경과에 의한 분류

급성, 아급성, 만성의 3가지로 분류한다(표 12-1). 바이러스와 세균은 급성으로 증상이 나타나고, 그 밖의 것은 서서히 나타난다는 것만 기억해 두자.

급성 발병	• 바이러스성 뇌수막염 • 바이러스성 뇌염(수막뇌염) • 급성 화농성 뇌수막염 • 자유생활아메바성 수막뇌염 • 기타
아급성 발병	• 결핵성 뇌수막염 • 크립토콕쿠스 뇌수막염(cryptococcal meningitis) • 종양성 뇌수막염 • 기타
만성 발병	• 매독성 신경질환 • 크립토콕쿠스 뇌수막염의 일부 • 지연성 바이러스 감염증 • 기타

[표 12-1] 뇌수막염 · 뇌염(수막뇌염) · 뇌증 '발병경과에 의한 원인질환의 차이'

XII

B 중추신경계 감염증 각론

1 급성 화농성 뇌수막염 Acute purulent meningitis

세균성 뇌수막염이라고 해도 좋지만, 결핵성 뇌수막염과 명확한 차이를 두기 위하여 이런 이름을 붙였다. 화농연쇄구균(고름사슬알균)의 감염이 많다는 의미는 결코 아니다. 급성 화농성 뇌수막염(세균성 뇌수막염)의 키포인트는 발병 연령에 따라 원인균이 다르다는 것이다. 뇌수막염균이라는 이름의 균이 있지만, 이름에 비해 그다지 높은 빈도로 뇌수막염을 일으키지는 않는다.

2 바이러스성 뇌수막염 Viral meningitis

무균성(aseptic) 뇌수막염이라고도 한다. 바이러스성 뇌수막염에는 경과가 양호하며 예후도 좋은 것이 많으나 일부는 뇌수막뇌염으로 이행하여 치명적인 경과를 보이는 것도 있다. 바이러스성 뇌수막염의 키포인트는 다음과 같다.

① 소아에게 많다.
② Enterovirus가 원인 바이러스인 경우가 많다(**표 12-2**).
③ 경과가 대체로 양호해 대증요법으로 치료되는 경우가 많다.
④ HSV인 경우에는 Acyclovir를 사용한다.

병원(질환명)	빈도	%
Coxsackie · Echovirus	689	66.0
Mumps virus	53	5.1
HSV · EBV	21	2.1
Measles virus	15	1.5
Poxvirus	12	1.1
Rubella virus	10	1.0
Influenza virus	9	0.9
Adenovirus	9	0.9
Arbovirus	2	0.2
원인불명(비세균성)	221	21.2

[표 12-2] **바이러스성 뇌수막염의 병원별 빈도**

Enterovirus 이외에는 HSV type 2, 유행성 이하선염을 일으키는 mumps virus 등이 바이러스성 뇌수막염의 원인이 된다.

Enterovirus에 대해서는 「III. 바이러스학」을 참고하라. Enterovirus는 여름 감기의 원인이므로 바이러스성 뇌수막염이 여름에 많다는 것도 이해할 수 있을 것이다

3 단순 헤르페스뇌염 Herpes simplex encephalitis

급성 바이러스성 뇌염 중에서 가장 흔한 것이다. HSV 1형이 뇌염을 일으키면 매우 심각한 증상이 나타나는 한편 HSV 2형은 양성의 뇌수막염을 일으키는 정도이다.

의심이 되면 바로 Acyclovir를 투여하지만 치사율이 70%에 이르며 설령 살아났다고 해도 심각한 후유증을 남기는 경우가 많다. 치료 개시가 빠를수록 예후가 좋다.

검사소견에서의 핵심은 뇌파의 주기성 동기성 방전이다(**그림 12-5**). 뇌척수액검사에서는 바이러스성 뇌수막염에 전형적인 소견이 나타난다.

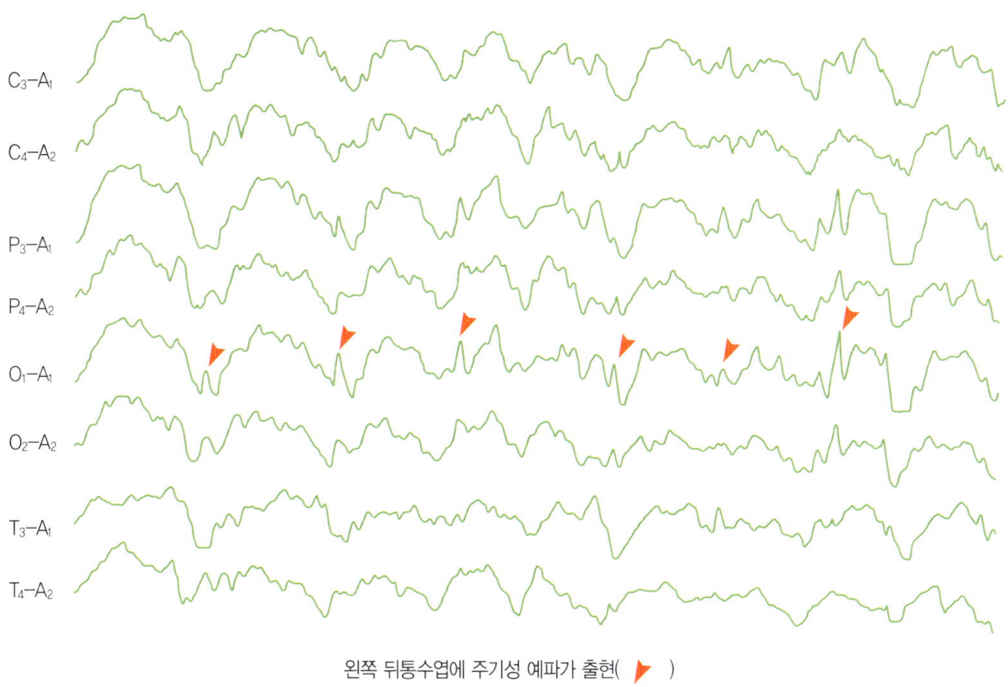

[그림 12-5] 단순 헤르페스뇌염의 뇌파

4 결핵성 뇌수막염 Tuberculous meningitis

폐결핵의 혈행성 파종인 경우가 많으며 비교적 완만하게 증상이 나타난다. 치사율은 30%이며, 생존했을 경우 30%에서 후유증이 나타난다. 결핵성 뇌수막염이 의심되면 확진 전에 항결핵제를 투여하기 시작한다.

뇌척수액 검사에서 'ADA의 증가', 'Cl의 저하', '채취한 뇌척수액을 방치해 두었더니 fibrin이 침전되었다'고 하는 3가지의 핵심포인트를 기억하기 바란다.

5 크립토콕쿠스 뇌수막염 Cryptococcal meningitis

진균성 뇌수막염 중에서 가장 많은 것이 크립토콕쿠스 뇌수막염으로 결핵성 뇌수막염과 감별하기가 어려운 경우가 많다. 뇌척수액을 먹물(India ink)염색하여(그림 12-6) *Cryptococcus*를 증명할 수 있으면 확진을 내려도 된다.

치료는 확진 후에 실시하며 항진균제를 사용한다.

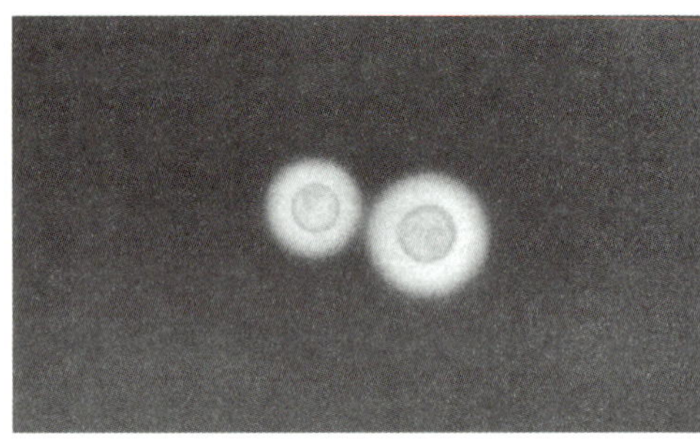

[그림 12-6] 뇌척수액의 먹물염색표본

TIP

수막염균성 뇌수막염

수막염균(Neisseria meningitidis)은 그람음성 구균(매우 드물다)이다. 수막염균은 'Waterhouse-Friderichsen 증후군'을 동반하는 경우가 있는데, 이것은 수막염균에 의한 패혈증에 속발하는 '출혈성 급성 부신부전'을 말한다.

6 신경매독 Neurosyphilis

매독 감염 후 3~18개월 이내에 균은 중추신경계를 침범한다. 먼저 수막에 침범하는데, 뇌척수액에 이상을 보일 뿐 다른 증상이 없는 무증후성 신경매독이 되는 경우도 있다.

이어서 중추신경계내의 혈관을 침범하며(수막혈관형 신경매독), 마지막으로 뇌 · 척수실질을 침범한다. 뇌가 침범당하면 진행마비, 척수가 침범당하면 척수매독(syphilitic myelopathy)이 된다. 척수매독에서는 척수가 변성되어 걸을 수가 없게 된다.

현재는 항생제가 많이 보급되어 거의 볼 수 없는 질환이 되었다. 항생제가 등장하기 이전에는 정신병원 입원 환자의 약 절반은 진행마비 환자였다.

7 진행다초점 백색질뇌증

Progressive multifocal leukoencephalopathy : PML

Papovavirus과(科)의 JC virus에 의해 뇌의 신경아교세포(glial cell)가 감염됨으로써 발생하는 질환이다. JC virus는 많은 사람들에게 불현성 감염을 일으키는데 면역력의 저하 시에는 진행다초점 백색질뇌증을 일으킨다.

예후가 매우 나빠 6개월 이내에 대부분 사망한다.

8 아급성 경화범뇌염

Subacute sclerosing panencephalitis : SSPE

아급성이란 명칭이 붙어 있지만, 경과에 따른 분류에서는 만성에 해당한다. 원인 바이러스는 measles virus이다. 일반적인 홍역 감염에서는 감염 후 체내에서 virus가 소실되지만, SSPE의 경우에는 뇌에서 지속감염을 일으켜 만성으로 증상이 나타난다. 홍역의 이환 연령은 2세 이하인 경우가 많고, SSPE 발병까지의 기간은 4~11년이 걸린다. 즉 소아, 특히 초등학생기에 나타나는 질환이다. 증상은 **지능 · 운동능력이 저하되고** 간대성근경련증(myoclonus)이 현저하게 나타난다. 마지막에는 병상에 누워서 지내다가 사망하게 된다. 발병하고 수개월 내지 수년 만에 사망에 이른다. 잘 알려져 있는 뇌파소견은 **주기성 동기성 방전**이다(**그림 12-7**).

홍역 예방접종이 필요한 이유는 발진이나 발열, 폐염 이외에 SSPE를 일으킬 가능성도 있기 때문이다.

XII

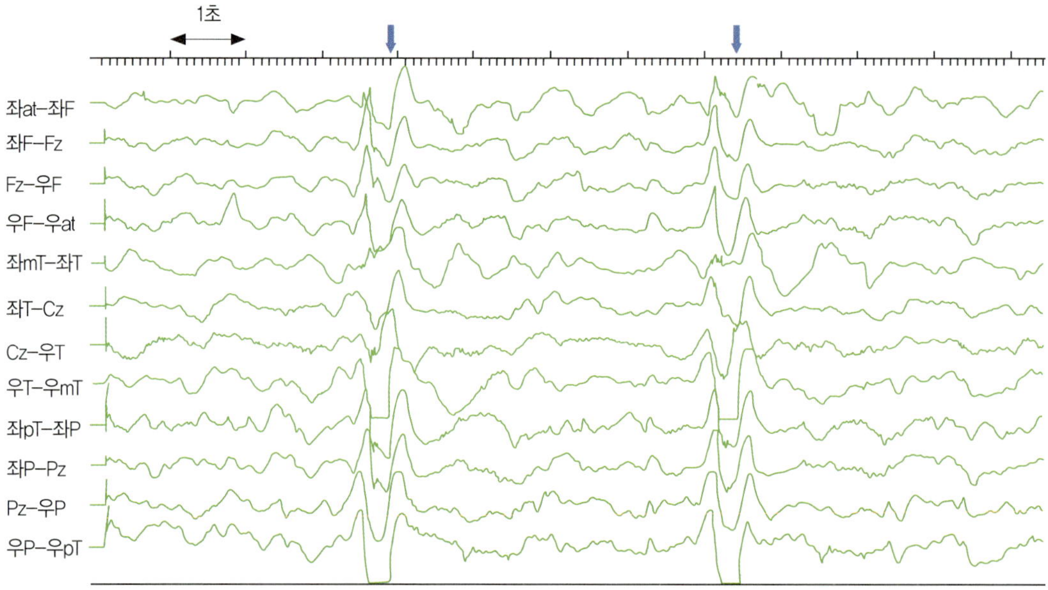

실금, 인식불능, 착의실행증(dressing apraxia), **간대성근경련증**(myoclonus)이 나타나 급속하게 진행된다.
전유도로 동기된 후전위 서파군으로 이루어진 방전이 주기적(주기 4~5초)으로 나타난다(↓)

[그림 12-7] 아급성 경화범뇌염의 뇌파

XIII 요로감염증 Urinary tract infection

A 요로감염증 총론

요로감염증이란 소변의 통로에 생기는 모든 감염증을 말한다. 기본적으로 방광내는 무균상태로, 특별한 이유가 없는 한 감염증이 발생하지 않는다. 요로감염증에는 어떠한 것이 있으며 왜 요로에 감염증이 생기는 것일까? 그리고 요로감염증을 방치하면 왜 나쁘며, 요로감염증은 왜 여성에게 많은 것일까 등에 대해서 알아보자.

또한 소변검사에 대해서도 바른 지식을 갖도록 하자.

1 요로 Urinary tract

1. 요로와 요세관의 차이

사구체/토리에서 여과된 혈장(원뇨)이 요세관을 흐른다. 일반적으로 요세관은 요로라고 하지 않고, 신배/콩팥잔(renal calyx)부터를 '요로'라고 한다. **그림 13-1**은 정상 신장의 단면도이다. 피질에 사구체가 존재하고 속질에 요세관이 존재한다. 수질에서 농축된 원뇨가 소변이 되어 신배라고 하는 받침접시로 방출된다. 소변은 신배로부터 신우/콩팥깔때기(renal pelvis), 요관(ureter), 방광(bladder), 요도(urethra)의 순서로 흘러간다(**그림 13-2**).

요로에는 조직학적인 특징이 있다. 요로의 상피는 이행상피(transitional epithelium)로서, 신배로부터 요도까지 이행상피로 덮여 있다.

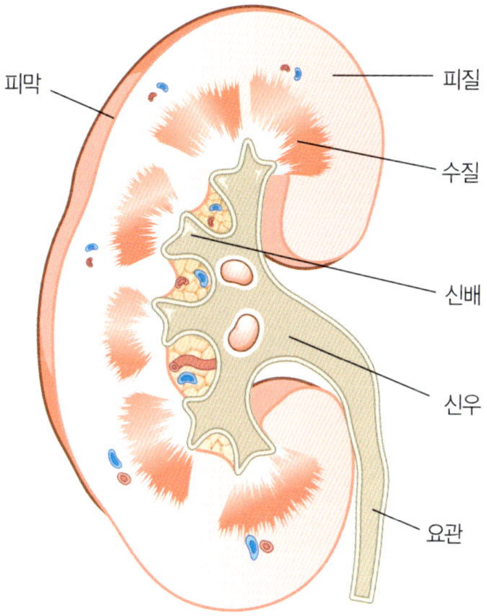

[그림 13-1] 신장의 단면

2. 상부 요로와 하부 요로

'상부 요로'는 요관이 방광으로 흘러들어가는 곳인 요관방광 이행부(ureterovesical junction)까지를 가리킨다. '하부 요로'는 방광 이하의 하류를 가리킨다(**그림 13-2**). 상부 요로에는 성별의 차이가 없지만, 하부 요로는 남성과 여성이 다르다(**그림 13-3**).

요로감염증의 병태생리를 이해하기 위해서는 하부 요로의 해부학적 특징을 기억해두는 것이 매우 중요하다.

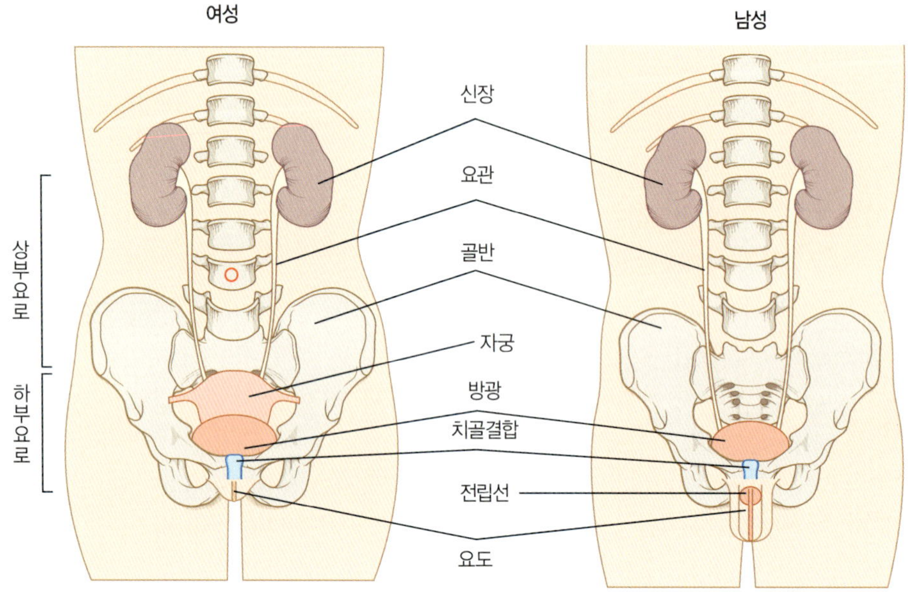

[그림 13-2] **요로**

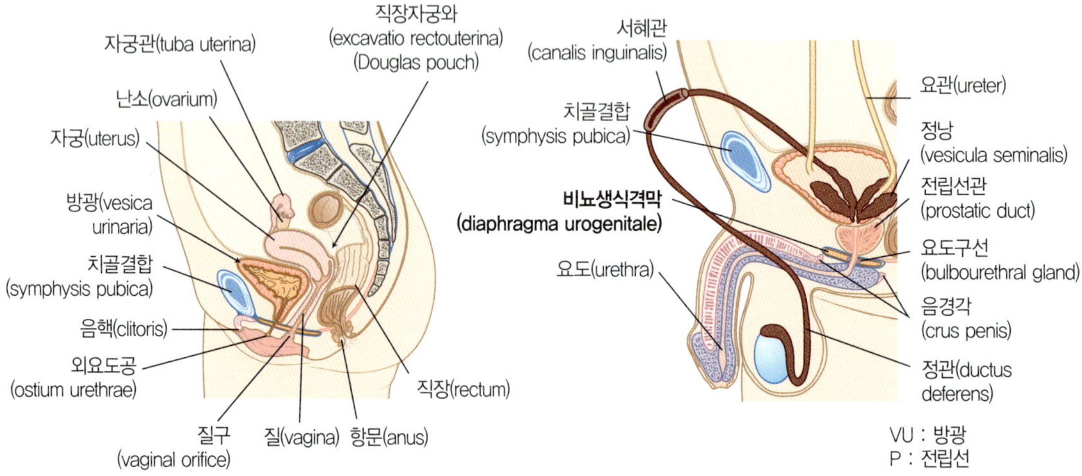

[그림 13-3] **생식기 측면도(왼쪽: 여성, 오른쪽: 남성)**

1) 요도의 길이

남성의 요도는 음경의 크기만큼 더 긴 데 비해, 여성은 상당히 짧다. 요도가 짧다는 것은 요도의 입구가 질이나 항문으로부터 가깝다는 의미이다.

2) 전립선의 존재

남성만이 가지고 있는 조직이다. 전립선의 존재가 요로감염증에 미치는 영향은 뒷부분에서 설명하겠다.

2 요로감염증에 대한 방어기전

1. 소변 Urine 의 흐름

가장 중요한 것은 소변의 원활한 흐름이다. 신장에서 생산된 소변은 요로를 씻으면서 흘러간다. 요도의 출구에는 상재균이 존재하여 요도를 타고 방광으로의 침입을 노리고 있다. 그러나 소변의 흐름이 원활하다면 세균은 쉽게 침입할 수가 없다. 소변의 흐름은 요도구멍을 통한 상재균의 침입을 막음과 동시에 방광내로 침입해 온 세균을 쫓아내는 역할도 한다(**그림 13-4**). 이 흐름이 막히면 세균이 정착할 가능성이 높아진다.

어떤 사람이 4명의 자원자를 모아 방광내에 10만 개의 세균을 주입하는 실험을 했다. 이들은 방광염에 걸렸을까? 이들이 일상적인 배뇨를 반복하자 3일 후에는 방광내에 있던 세균이 완전히 없어졌다. 따라서 세균이 방광내로 침입했다는 것만으로는 감염이 성립하지 않는다는 것을 알 수 있다. 방광내의 세균을 밖으로 밀어내는 데에 가장 중요한 것은 '소변의 원활한 흐름'인 것이다.

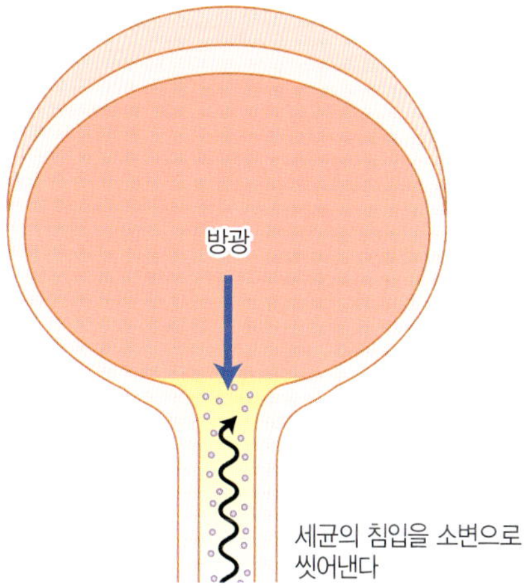

[그림 13-4] 소변 흐름의 의미

소변의 흐름이 원활하지 않은 상태를 열거해 보면 다음과 같다.

- 방광요관 역류(vesicoureteral reflux)
- 신경성 방광(neurogenic bladder)
- 요석증(urolithiasis)
- 요로종양
- 요로에 대한 외부로부터의 압박(전립선 비대, 하대정맥후요관 등)
- 방광게실(vesical diverticulum) 등

또 요도 풍선카테터(balloon catheter)의 유치 등도 감염의 원인이 된다.

2. 점액

이행상피의 표면은 점액으로 덮여 있어 세균이 이행상피로 침입하는 것을 막는다. 균이 적을 때에는 점액과 함께 세균이 씻겨 내려간다. 점액, 점막은 요로감염의 최전선으로서 여기에서 감염 방어체계가 약해지면 감염이 일어나기 쉬워진다. 흔히 '소변을 참으면 방광염이 된다'는 말을 하는데, 일부는 맞는 말이다. 소변을 참으면 방광이 팽창되어 방광벽이 필요 이상으로 늘어나, 혈액순환이 나빠지고 점막의 방어능력이 저하되는 것이다.

3 요로감염증의 분류

요로감염증을 분류하는 데에는 몇 가지 방법이 있다(표 13-1).

1. 기저질환의 유무에 의한 분류

요로감염증은 기저질환을 가지고 있지 않은 단순 요로감염증과 기저질환을 가지고 있는 복합 요로감염증으로 분류된다. 단순 요로감염증은 해부학적인 이유로 여성에게서 발병하기 쉽고 복합 요로감염증은 비뇨기 질환을 가진 고령자나 선천기형을 가진 소아에서 남녀 관계없이 발병하기 쉽다.

2. 임상경과에 의한 분류

급성과 만성으로 나뉜다. 급성 요로감염증에서는 증상을 자각하기 쉬운 반면, 만성 요로감염증에서는 증상을 자각하지 못하는 경우가 많다.

급성 요로감염증은 거의 대부분이 단순성으로, 여성의 급성 방광염이 그 대표적 질환이다.

급성 요로감염증 ≒ 단순성
만성 요로감염증 ≒ 복합성

1. 기저질환의 유무에 의한 분류
1) 단순 요로감염증 2) 복합 요로감염증 ① 유치 카테터가 없는 복합 요로감염증 ② 유치 카테터가 있는 복합 요로감염증
2. 임상경과에 의한 분류
① 급성 요로감염증 ② 만성 요로감염증
3. 감염부위에 따른 분류
① 신우신염 ② 방광염

[표 13-1] 요로감염증의 분류

4 요로감염증 원인균의 특징 (표 13-2)

단순 요로감염증에서는 대부분 *E.coli*가 원인인데 비해, 복합성이고 유치 카테터가 있는 경우에는 *P. aeruginosa*가 원인인 경우가 많다.

숙주 면역능력의 강도는 다음과 같다.

단순성 〉 복합성이며 카테터 없음 〉 복합성이며 카테터 있음

이것으로 원인균의 변천을 이해할 수 있을 것이다. 단순 요로감염증은 면역능력이 유지되고 있는 곳을 감염시키려고 하는 것으로, 강한 독성을 가진 *E.coli*가 아니면 감염이 성립되지 않는다. 그에 비해 복합 요로감염증에서는 약한 독성을 가진 *P. aeruginosa*라도 충분히 감염이 성립되는 것이다.

	질환	호발	주된 원인균	주된 소견		
				전신 염증소견	국소 증상	요검사
요로감염증	신우신염	젊은 여성	대장균	• 발열 • 혈중 WBC↑ • CRP↑	• 등허리 통증 • CVA tenderness	• 농뇨 • 백혈구원주 • 세균뇨
	방광염	젊은 여성	대장균	–	• 빈뇨 • 배뇨통	• 농뇨 • 세균뇨
	요도염*	젊은 남성	임균, 클라미디아	–	• 배뇨통 • 요도분비물(원인균이 검출된다)	• 농뇨

* 요도염은 감염부위로 보면 요로감염증이지만 성행위를 통해서 감염되는 경우가 많기 때문에 성감염증으로서 별도로 취급하는 경우가 많다

[표 13-2] 대표적인 요로감염증

XIII

B 요로감염증 각론

「요로감염증 각론」에서는 방광염, 신우신염, 요도염, 전립선염에 대해서 살펴보기로 한다.

1 방광염 Cystitis (급성 단순성 방광염을 중심으로)

급성 단순방광염(acute uncomplicated cystitis)에 관한 일반적인 지식을 습득하는 것이 이 항목에서의 목표이다. 급성 단순방광염의 특징적인 증상, 그리고 어떤 사람이 걸리기 쉬운지에 대해서 알아두기 바란다.

1. 방광염의 증상

주된 증상은 방광자극 증상(**그림 13-5**)으로 배뇨에 대한 불쾌감이다. 특히 배뇨통(dysuria), 빈뇨(urinary frequency), 잔뇨감(residual urine sensation)이 흔히 나타나며 그 외에도 혼탁뇨(cloudy urine), 하복부 불쾌감, 배뇨말기 혈뇨(hematuria) 등이 있다.

방광염에서 한 가지 더 중요한 것은 '열이 나는 경우가 적다'는 것이다. 보통 38℃ 이상의 열이 나는 경우는 드물다(**p.200** Tip '감염증과 발열' 참고).

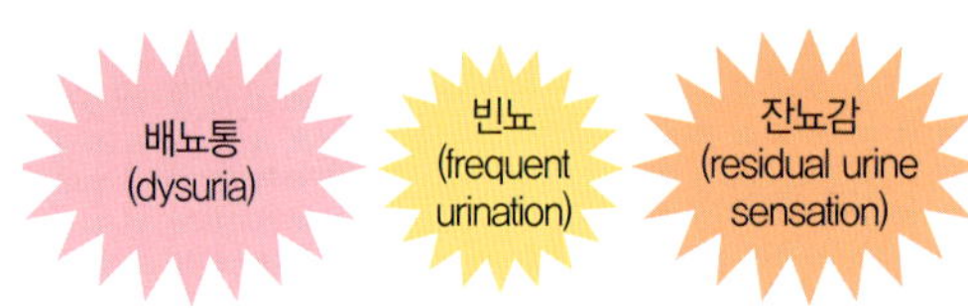

[그림 13-5] 방광자극증상

2. 급성 단순방광염이 여성에게 많은 이유

한 가지는 요도가 짧다는 해부학적 이유이고, 또 한 가지는 성행위이다.

요도구(urethral meatus)가 질구(vaginal orifice)와 항문에 가깝고, 또한 요도가 짧기 때문에 질내 또는 대장내의 상재세균이 요도를 역행하여 방광으로 침입하는 빈도가 높아진다(**그림 13-6**).

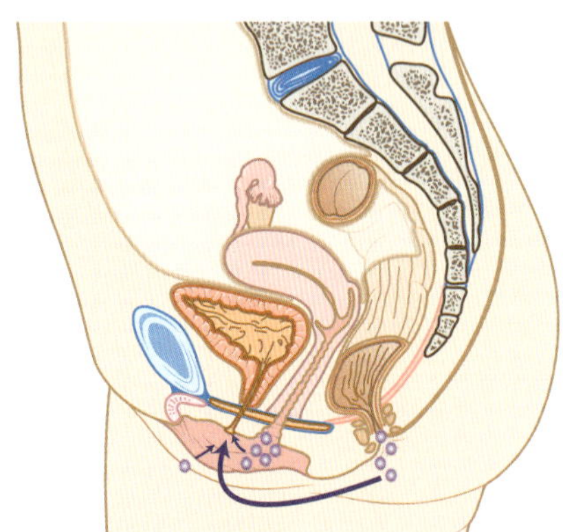

[그림 13-6] 질, 항문의 균이 요도로 들어간다

또, 성행위는 방광염을 일으키기 쉬운 원인이 될 수 있다. 요도를 질 쪽에서 마사지하면 요도내의 세균이 방광으로 역행하는 것이 실험에 의해 확인되고 있다. 이 전형적인 사례가 밀월방광염(honeymoon cystitis)이다(처음으로 성행위를 경험한 여성이 일으키는 방광염). 그렇다고 해서 성행위를 한 여성이 모두 방광염에 걸리는 것은 물론 아니다. 많은 양의 물을 마시고 빨리 배뇨하면 예방할 수 있다 **(그림 13-7)**.

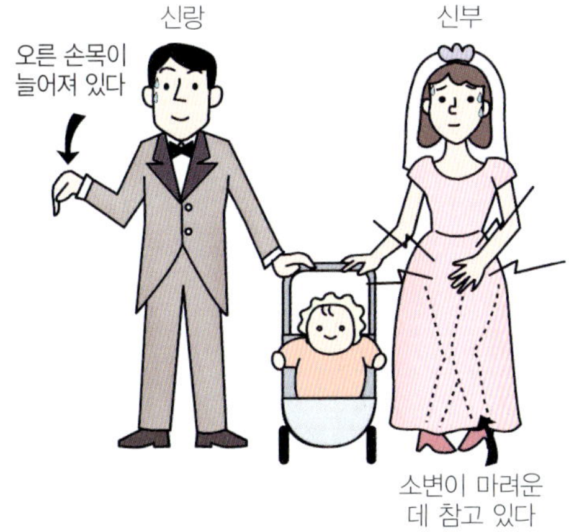

신랑
신부
오른 손목이
늘어져 있다
소변이 마려운
데 참고 있다
palsy
baby
cystitis

♥ honeymoon cystitis
앞에서 설명한 바와 같다.

♥ honeymoon palsy
신부에게 팔베개를 해준 채로 잠들어 압박에 의한 혈액저류성 노신경(radial nerve)마비가 일어난 것이다.

[그림 13-7] Honeymoon에서 나타나는 징후

3. 급성 단순방광염의 치료와 예방

원인균의 80%가 *E. coli* 이고, 10~15%가 coagulase 음성 포도상구균이다. 항균제는 요중 이행성이 좋은 것을 선택하는 것이 원칙이나, 대부분의 항균제는 신장 배설형이기 때문에 어떤 약이라도 효과가 있다. 항균제의 선택에 관해서는 크게 고민할 필요가 없다.

항균제를 내복하면 2~3일 후에는 증상이 없어지고 4~5일 후에는 요소견이 정상화된다. 재발하는 예가 상당히 많은데, 다음과 같은 점을 주의하도록 지도한다.

재발이 반복되는 경우에는 기저질환의 유무를 검사한다. 기저질환이 있으면 복합방광염이라는 진단을 내린다.

- 배뇨를 참지 않도록 한다.
- 성교 후 10분 내에 배뇨한다.
- 성행위에 의해 역행해온 세균을 씻어 내린다.
- 1일 2ℓ 이상의 수분을 섭취한다.
- 요량을 증가시켜 씻어낸다. 방광자극증상 때문에 소변이 나오지 않도록 물을 마시지 않으려는 사람이 있는데, 이것은 역효과를 부른다.
- 배뇨(변) 후에는 앞에서 뒤로 닦아낸다.
- 외음부를 청결하게 유지한다.

4. 복합방광염 Complicated cystitis

복합방광염은 남성과 여성 모두에게서 나타나는 질환으로, 특히 남성에게는 전립선비대증이 기저질환으로서 중요하다. 치료에서는 항균제의 투여 외에도 기저질환의 제거가 중요하다.

유치카테터에 의한 방광염도 복합성 방광염 중의 하나이다. 유치카테터는 가능한 제거하도록 하고 간헐적 자가도뇨로 전환한다.

5. 방광염의 요점

방광염의 주된 증상은 배뇨 시의 위화감이고 발열은 드물다는 것, 그리고 단순 방광염에는 항균제가 매우 효과적이라는 것을 기억해 두자.

TIP

환자가 열이 나면

환자에게 열이 나면 여러분은 어떤 감염증을 의심할 것인가? 기저질환을 의심하는 것도 물론 중요하지만, 그 외에 반드시 확인해야 할 부위는 다음의 3가지이다.

- 호흡기
- 쓸개계통
- 요로

또 한 가지 추가한다면 욕창이 있다. 이들 부위를 검사하면 대부분의 경우 열이 나는 원인을 찾아낼 수 있다. 반대로 이들 이외의 부위가 원인인 경우에, 부위들을 부정할 수 있다면 그 부위가 열이 나는 원인일 가능성이 높다.

2 신우신염/깔때기콩팥염

신우신염(pyelonephritis)이 왜 일어나며, 왜 발열을 동반하는지, 그리고 신우신염을 방치하면 어떻게 되는지에 대하여 살펴보자.

1. 급성 신우신염

1) 발생기전

신우와 신장사이질에 세균감염이 일어나는 것이 신우신염의 병리이다. 방광의 세균뇨가 역류하여 신우에 도달해서 감염이 일어난다. 일반적으로 급성 신우신염의 발생 빈도도 여성쪽이 높은데, 이것은 방광염이 여성에게 많은 것과 관계가 있다.

가장 중요한 기저질환은 '방광요관 역류증(vesico ureteral reflux : VUR)'이다.

일반적으로 방광내의 소변이 요관을 역류하는 일은 없는데, 이것은 요관 방광 이행부에 역류방지 체계가 존재하기 때문이다. 우선 **그림 13-8**을 보자. 요관이 방광근층을 '비스듬하게' 관통한 후, 2cm 정도 점막 아래에 터널을 내어 그곳에서 개구하는데, 이 '점막하 터널'이 매우 중요한 작용을 한다. 배뇨 시에는 방광내압이 상승하는데 이 방광내압이 점막하 요관을 점막 위에서 압박하여 납작하게 짓누르기 때문에 방광내의 소변이 요관을 역류하는 일은 불가능하다. 소아는 점막하 요관이 짧기 때문에 역류가 일어나기 쉽다. 실제로 방광요관 역류에 의한 신우신염의 빈도는 성인보다 소아에서 더 높다.

약 1,000명 중 1명의 빈도로 발견되는 방광요관 역류는 어떤 경우에 일어나는 것일까?

어떤 원인으로 인해 점막하 터널이 짧아진 선천성인 경우와, 점막에 생긴 병변이 점막하 터널의 기능을 저하시켜버린 후천성인 경우

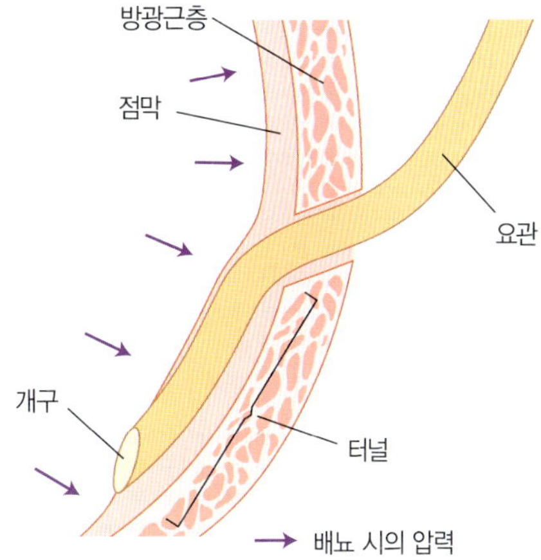

[그림 13-8] 요관방광 이행부

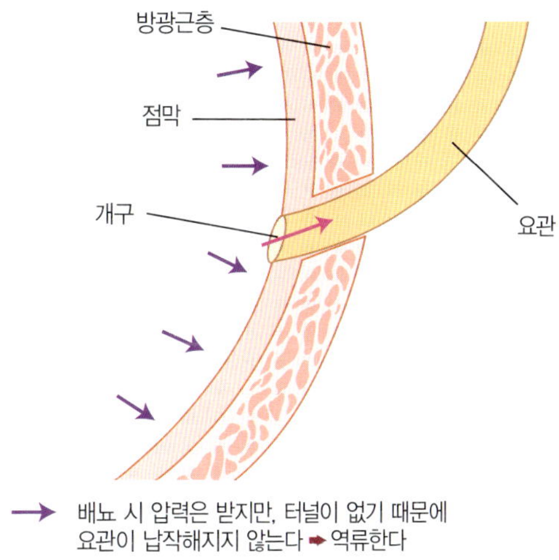

[그림 13-9] 중복요관

XIII

가 있다. 선천성인 것으로 유명한 것이 요관의 이소성 개구이다.

중복 요관의 한쪽이 방광의 이상한 곳에 개구하면 역류방지 체계를 갖고 있지 않으므로 여기에서 방광요관 역류가 발생한다(**그림 13-9**). 후천성인 경우는 방광염에 의한 점막부종이나, 전립선에 의한 방광의 육주형성(trabeculation of bladder)이 원인이다.

2) 일반증상

매우 특징적인 증상은 발열이다. 39~40℃에 달하는 고열을 보이며 오한, 전율을 호소하는 경우가 종종 있다. 더욱이 환부 쪽 신장 주변에 통증(요통)을 느낀다.

일반증상으로는 발열과 통증을 기억해 두자. 방광염을 동반하는 경우에는 방광자극증상을 동반한다.

3) 치료 및 간호

급성 신우신염의 원인균은 급성 단순방광염의 원인균과 매우 유사하다.

즉 80%가 *E. coli*이고, 나머지가 coagulase 음성 포도상구균을 비롯한 그람양성 구균이나 *Klebsiella* 등의 그람음성 간균이다.

기본적으로는 그람음성 간균에 효과가 있는 항균제를 선택하면 좋다. 항균제가 확실한 효력을 발휘하는 경우가 많아, 열은 잘 내려간다. 열이 내리면 약의 복용을 중단하는 환자가 많은데, 이 단계에서는 세균이 잔존하고 있는 경우가 많으므로 투약을 중단하면 재발하기 쉽고 만성화된다. 그러므로 열이 내린 후에도 2주일간은 투약을 계속하여 완치시킨다.

TIP

신우신염의 단순성과 복합성

기저질환의 유무로 단순성과 복합성으로 나누는데, 단순방광염이 원인으로 신우신염이 된 경우는 단순성 신우신염이고 그 외에는 복합성으로 취급한다.

2. 만성 복합신우신염

1) 임상증상

급성 단순신우신염의 치료를 해도 좀처럼 개선되지 않는 경우나 재발 빈도가 높은 경우, 다제내성균(원인균이 2가지 이상)이 나타나는 경우에는 만성 복합신우신염을 의심해야 한다. 임상증상이 다양하게 나타나는데, 사실은 '증상이 없는 경우'가 가장 많다. 급성 신우신염과 같이 고열을 나타내는 경우는 없고, 있다고 해도 미열 정도이며 식욕저하, 요통 등 소위 non-specific symptom이 일반적인 증상이다.

또한 결석, 종양, 전립선비대증 등 하부요로 폐쇄성 질환, 신경성 방광(diabetic nephropathy 등이 원인으로 일어난다), 방광요관 역류(vesicoureteral reflux : VUR) 등의 요로계 기저질환에 중복해서 일어나는 경우가 많으므로 우선 그러한 병변의 유무를 조사해야 한다.

급성 단순신우신염은 깨끗이 완치되는 경우가 많지만, 만성 복합신우신염은 완치되기 힘들다. 기저질환을 제거하기 곤란한 경우가 많기 때문이다. 이러한 경우에는 급성 악화를 어떻게 억제하는지가 치료의 관건이 된다. 급성 악화가 반복되면 신장실질의 손상이 진행되어 신부전에 이르게 된다. 투석 도입례의 2%가 만성 신우신염이라는 것을 고려한다면 결코 간단하게 생각할 수 있는 질환이 아니라는 것을 알 수 있다.

2) 검사

검사로서는 **표 13-3**에 열거한 것들을 실시한다. 비뇨기과에서 취급하는 거의 모든 질환이 기저질환이 될 수 있다는 것을 알아두기 바란다. 또 방광요관 역류증은 배뇨 시 방광조영(VCUG : voiding cystoure-terography)을 실시하여 진단한다는 것을 기억하자. 배뇨 시에 방광이 수축되면 방광내의 조영제가 요관 쪽으로 역류하는 모습을 볼 수 있다.

검사방법	요로의 기저질환
① 신장요관방광단순촬영 (KUB)	신장결석, 요석증, 방광결석, 석회화
② 정맥신우조영술(IVP)	수신증, 신장흉터, 요관협착, 중복요관
③ 배뇨요도방광조영술(VCUG)	방광요관 역류현상
④ 요도촬영	전립선비대증, 요도협착
⑤ 초음파검사, CT, MRI	수신증, 신장종양, 신장흉터
⑥ 방광요도경	방광종양, 전립선비대증
⑦ 배뇨기능검사	신경성 방광
⑧ 신장신티그래피(renal scintigraphy), 신장동위원소조영상(renogram)	좌우 신장기능 차이, 신장흉터

[표 13-3] 기저질환을 발견하기 위한 검사

3) 치료

기저질환을 치료해야 하며, 급성 경과 시 또는 발열이 나타나는 경우는 항균제를 투여한다.

3. 요점

신우신염에서는 반드시 발열이 나타난다는 것, 방광요관 역류가 배경에 있는 경우가 많다는 것, 만성 신우신염은 신부전으로 진행될 가능성이 있다는 것을 기억해 두자.

XIII

TIP

감염증과 발열

방광염에서는 발열이 드물게 나타나는데, 왜 급성 신우신염에서는 항상 발열이 나타나는지를 생각해 보자. 양쪽 모두 세균감염인 점에는 틀림이 없다. 단순성, 복합성의 차이에 따라 원인균이 다르다는 것이, 이 질문에 대한 답이 될 수는 없다. 그렇다면 해부학적 차이의 영향이라고 생각할 수 있다. 대장균(*E. coli*) 감염증을 예로 들어보자. 방광염의 염증 주체는 점막(이행상피)으로, 여기에서 대장균과 백혈구가 싸움을 벌인다. 싸움에 패한 대장균은 endotoxin을 떼어낸다.

Endotoxin은 염증·발열을 유발하는 glycoprotein인데, 방광염의 경우에는 endotoxin이 대부분 요중으로 흘러나오며 혈액중으로는 이행하지 않는다. 한편, 신우신염의 경우도 역시 대장균과 백혈구가 싸워, 죽은 대장균으로부터는 endotoxin이 유리된다. 그러나 이 경우에는 신장 사이질에서 유리된 endotoxin의 일부가 신장모세혈관내로 들어가 혈류를 타고 전신으로 이행한다. 심박출량의 약 1/4이 신장으로 흘러들어가므로 신장모세혈관의 혈류량이 매우 풍부하여, endotoxin이 혈액중으로 이행하기 쉬운 것이다(그림 A).

이렇게 endotoxin이 전신을 도는지의 여부가 발열을 일으키는 기전에 깊이 관여하고 있다. 이상이 방광염과 신우신염의 발열에 관한 병태생리의 차이이다.

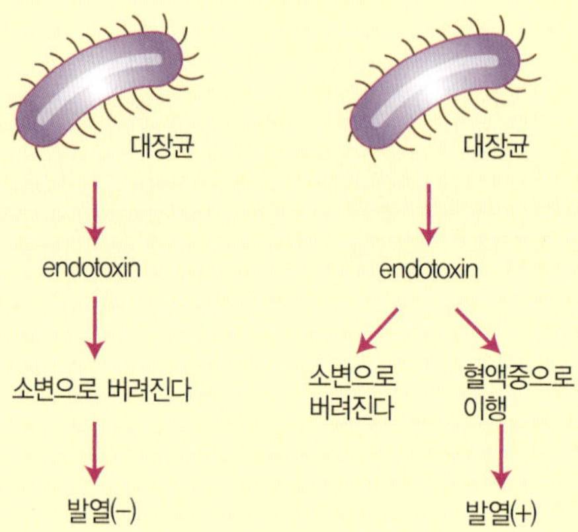

[그림 A] 발열의 기전

3 요도염 Urethritis

요도도 요로의 하나이므로 요도에 생기는 감염증은 요로 감염증으로 취급해야 하지만 일반적으로 요도염은 성기감염증으로 취급한다. 그 이유는 각각의 원인균을 생각해 보면 알 수 있다. 요로 감염증의 원인균은 대장균을 비롯하여 잘 알려져 있는 균이지만, 요도염의 원인균은 *Chlamydia*나 임균과 같이 잘 알려져 있지 않은 균인 경우가 많다. 그리고 이들 균은 성행위에 의해 감염되므로 STD(sexually transmitted disease) 또는 성기감염증이라는 개념으로 파악하여 요로 감염증과는 별개로 취급하는 것이다.

또 한 가지 견해는 성별에 따른 요도의 차이를 고려하는 방법이다. 여성의 요도는 상당히 짧은 데 비해 남성의 요도는 길다. 따라서 요도는 남성만 가진 것이라고 말해도 과언이 아니므로 요도염 ≒남성이 걸리는 병 ≒ 성기감염증이라고 단정해도 된다는 것이다.

1. 임균성 요도염

1) 원인균

그람음성쌍구균인 임균(*Neisseria gonorrhoeae*)에 의해 유발되는 임균감염증의 하나로 성행위에 의해 감염된다.

2) 증상

성접촉 후 2~7일 후에 증상이 나타난다. 외요도구 발적, 배뇨 초기의 강한 배뇨통, 배뇨 시의 요도작열감, 요도분비물(점차 농성이 되며 양도 많아진다) 등이 발생한다.

3) 검사 및 진단

요도분비물 중에 다수의 다핵백혈구, 그람음성 쌍구균이 보인다.

분비물 배양검사나 유전자증폭검사(PCR법, SDA법, TMA법 등)에서 임균이 검출되면 임균성 요도염이라고 진단한다.

4) 치료

세펨계, 아미노글리코시드계 등의 항균제를 투여한다.

뉴퀴놀론계는 내성이 강해 사용하면 안 된다.

2. 비임균성 요도염

1) 원인균

임균 이외의 미생물에 의한 요도염으로 클라미디아(*Chlamydia trachomatis*)에 의해 유발되는 클라미디아 감염증이 가장 많다. 그 외에 *Mycoplasma genitalium*이나 *Ureaplasma urealyticum* 등이 원인미생물이다.

2) 증상

성접촉 후 1~3주일 후에 증상이 나타난다. 가벼운 요도소양감이나 배뇨초기의 배뇨통, 소량의 장액성 요도분비물이 발생한다.

3) 검사 및 진단

요도분비물 중에 다핵백혈구가 나타난다. 유전자증폭검사(PCR법, SDA법, TMA법 등)에서 *C.trachomatis*가 검출되면 비임균성 요도염이라고 진단한다.

4) 치료

마크롤라이드계, 테트라사이클린계, 뉴퀴놀론계 등의 항균제를 투여한다. 페니실린계나 세펨계는 효과가 없다.

3. 임균성 요도염과 비임균성 요도염의 비교

임균성 요도염이란 임균이 원인인 요도염을 말하고, 비임균성 요도염이란 임균 이외의 원인에 의한 요도염을 말한다. 비임균성 요도염의 원인균은 많지만 현 시점에서는 그 대표적인 *Chlamydia*만 기억해 두면 된다(**표 13-4**). 항생제를 쉽게 구할 수 있는 현재에도 임균성 요도염은 비교적 흔해서 임균성 : 비임균성 = 1 : 3~4 정도의 빈도로 나타난다.

	임균성 요도염	비임균성 요도염
잠복기	2~7일	1~3주일
증상	• 증상이 무겁다 • 배뇨 초기에 배뇨통이 강하다. • 배뇨 시의 작열감 • 다량의 농성 분비물	• 증상이 가볍다 • 가벼운 요도소양감 • 가벼운 배뇨통 • 소량의 장액성(점액성) 분비물
치료	• 세펨계 • 스펙티노마이신	• 클라미디아계 • 테트라사이클린계 • 뉴퀴놀론계

[표 13-4] 임균성 요도염과 비임균성 요도염

4. 요점

- 요도염은 STD 또는, 성기감염증이다.
- 요도염은 남성의 병이다.
- β-lactam계 항생제가 효과가 있는 임균성 요도염과 β-lactam계 항생제가 효과가 없는 클라미디아성 요도염이 있다.
- 전신증상을 초래하는 경우는 없다.

4 전립선염 Prostatitis

전립선은 남성에게만 있는 장기이므로 성기감염증으로 취급한다. 전립선염이란 전립선의 염증성 질환에 대한 총칭이다. 청장년 남성에게 호발하며, 그 외에 카테터 유치 등으로 고령의 남성에게 발생하는 경우도 있다. 원인의 대부분은 미생물 감염으로(**그림 13-10**), 감염은 일반적으로 요도에서 상행성으로 일어난다. 증상의 경과에 따라 급성과 만성으로 나뉜다. 급성 전립선염은 모두 세균성이며, 만성 전립선염의 30~40%는 세균성이고 나머지 60~70%는 비세균성이다.

급성 세균성 전립선염(급성 전립선염)과 만성 전립선염에 대해서 살펴보기로 한다.

- 전립선염 (넓은 의미)
  - 감염에 의한 것 (좁은 의미)
    - 급성… 모든 세균에 의한 것
    - 만성…
      - 30~40% ……… 세균성
      - 60~70% ……
        - 비세균성
        - 원인균은 알 수 없지만 감염 소견이 나타난다
  - 기계적 자극, 순환장애 등

[그림 13-10] 전립선염의 분류

1. 급성 세균성 전립선염 Acute bacterial prostatitis

1) 원인균

원인균으로는 *E. coli*가 가장 많으며, 세균은 전립선액의 흐름에 역행하여 요도로부터 배설관 내로 침입한다. 성교가 원인으로 생각되며 30~50대의 청장년층에 나타나는 질환이다.

2) 증상

오한 · 전율을 동반하는 **37℃ 이상의 발열**로 급격하게 발병한다. 보통은 방광염을 동반하기 때문에 **방광자극증상(배뇨통, 빈뇨, 잔뇨감)**이 나타나며, **회음부불쾌감** 등의 증상도 나타난다. 발열을 나타내는 것은 급성 전립선염의 특징이므로 반드시 기억하기 바란다.

직장 진단(DRE)에서는 열감이 있고 부어 있어 부드러운 전립선이 만져진다. 또 압통이 현저하게 나타난다.

3) 검사소견

염증이 요로에 파급되므로 방광염에서 나타났던 요소견이 나타난다. 즉 **세균뇨**와 **농뇨**가 급성 세균성 전립선염에서도 관찰된다.

'전립선 마사지'는 균혈증을 유발할 가능성이 높으므로 적극적으로는 사용하지 않는다. **금기**로 취급하는 사람도 있다.

혈액검사에서는 WBC ↑, CRP ↑ 가 나타난다. 소변검사에서는 농뇨(고름뇨), 세균뇨가 나타난다.

4) 남성에서 '방광자극증상+발열'이 나타는 경우

방광자극증상+발열의 조합은 방광염에서 신우신염으로 이행한 경우에 나타나는데, 남성에게 이 조합이 나타나면 우선 급성 세균성 전립선염을 의심해야 한다(여성이라면 방광염+신우신염일 가능성이 매우 높다). 비뇨기과 이외(예를 들면, 내과)에서 신우신염 또는 방광염이라고 진단되어 치료를 받고 있는 청장년 남성 환자의 대부분은 급성 세균성 전립선염이다. 의심되면 직장 검사를 해보자. 엄청난 통증이 있으므로 금방 알 수 있다.

5) 치료

항균제(뉴퀴놀론계, 세펨계, 아미노글리코시드계 등)를 투여한다. *E. coli*에 효과가 있는 약을 선택해야 한다.

2. 만성 전립선염

만성 전립선염은 이름 그대로 만성으로 경과하는 전립선의 염증이다. 고열을 나타내는 경우는 드물고 **배뇨통, 배부통, 회음부 통증, 하복부 불쾌감** 등, 통증 · 불쾌감을 중심으로 하는 다양한 증상이 이어진다.

소변검사와 전립선액의 현미경 검사 · 배양 그리고 전립선의 촉진이라는 3가지 방법을 통하여 진단한다. 가장 중요한 것은 전립선액의 현미경 검사로서 전립선염의 경우에는 다핵 백혈구, 대식세포, 림프구가 많이 나타난다. 전립선의 촉진이나 전립선액의 현미경 검사에서는 세균성인지 비세균성인지가 전혀 구별되지 않으므로 세균배양을 하지만, 일단 항균제를 투여한다. 따라서 이 분류에 너무 신경쓸 필요는 없다.

전립선액의 채취는 전립선 마사지를 통해 실시한다. **그림 13-11**처럼 직장으로 손가락을 밀어 넣어 전립선을 자극해서 요도로부터 흘러나오는 액체를 1cc 채취한다.

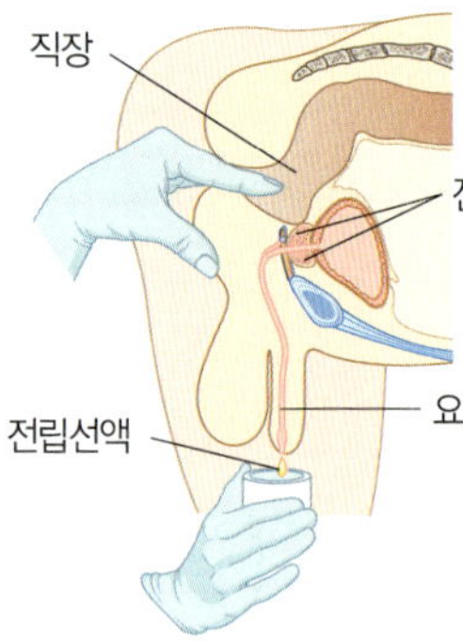

[그림 13-11] 전립선 마사지

3. 요점

급성 전립선염의 원인은 세균이고 증상은 발열과 방광자극증상이다. 방광염+신우신염으로 오진하지 않도록 해야 한다. 단, 오진했다고 해도 치료법이 크게 달라지는 것은 아니므로 의사에게는 다행이라고 할 수 있다.

XIV STD Sexually transmitted disease

A STD 총론

1 STD의 개념

성행위에 의해 감염이 성립되는 감염증을 성감염증이라고 하며, sexually transmitted disease의 머리글자를 따서 STD라고 한다. 예전에는 성기와 성기의 접촉에 의해 발생하는 감염증이라는 의미가 강했으나, 현재는 성행위의 다양화에 따라 반드시 성기에서 성기로 감염되는 것만은 아니다. 또 이성 간뿐만 아니라 동성 간의 감염도 증가하는 경향에 있다.

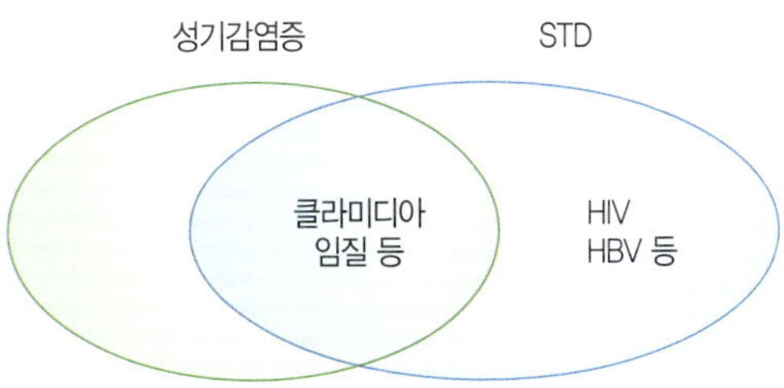

[그림 14-1] 성기감염증과 STD

또 성기감염증이라는 용어가 있는데, 이것은 성기에 발생한 감염증을 나타내는 것일 뿐, 성기감염증 = 성감염증(STD)은 아니다. 대부분의 STD는 성기에 증상이 나타나는 성기감염증이지만 그 외에 구강이나 항문주위에 발진이 나타나는 것, 매독이나 바이러스성 간염과 같이 전신성 감염증을 초래하는 것이 있다. STD와 성기감염증의 관계는 **그림 14-1**과 같다.

시대의 변천에 따라 STD의 대표적인 질환도 달라지는데, 병원미생물에는 다음과 같은 것들이 있다.

- HIV(human immunodeficiency virus)
- HSV(herpes simplex virus)
- 매독균(Treponema pallidum)
- HPV(human papilloma virus)
- HCV(hepatitis C virus)
- 모슬(crab louse)
- 이질아메바
- Chlamydia(Chlamydia trachomatis)
- Trichomonas(Trichomonas vaginalis)
- 임균(Neisseria gonorrhoeae)
- HBV(hepatitis B virus)
- 연성하감균
- 개선(옴)

단순히 STD라고 할 때에는 STD 중에서 성기감염증을 일으키는 것으로 생각하면 된다.

플 러 스 코너

1. 대표적인 성감염증(STD/STI)

성행위로 전파되는 감염증을 성감염증이라고 한다. 비뇨기과에서 취급하는 질환으로는 임균성 요도염, 비임균성 요도염(클라미디아감염증 등), 뾰족콘딜로마, 성기헤르페스 등이 있다.

증상은 일반적으로 여성보다 남성쪽이 강한 경우가 많다. 무증상인 경우도 많아 자각증상이 없는 상태로 감염이 확대되는 것이 문제가 된다.

성행위 상대자가 치료받지 않을 경우 환자는 재감염되므로 상대자의 치료도 필수적이다(표 A).

<table>
<tr><th colspan="2" rowspan="2">질환(병원체)</th><th colspan="2">주요 증상</th></tr>
<tr><th>남성</th><th>여성</th></tr>
<tr><td rowspan="3">세균</td><td>임균감염증
(Neisseria gonorrhoeae)</td><td>• 요도염(강한 배뇨통, 농성 분비물)
• 자각증상이 강하다.</td><td>• 자궁경관염(농성대하)
• 골반내 염증성 질환(PID)
• 불임
• 자각증상이 약하다.</td></tr>
<tr><td>성기클라미디아감염증
(Chlamydia trachomatis)</td><td>• 요도염(가벼운 요도소양감, 장액성 분비물)
• 정소상체염
• 자각증상이 강하다.</td><td>• 자궁경관염(장액성 대하)
• 골반내 염증성 질환(PID)
• 간주위염
• 불임
• 자각증상이 약하다.</td></tr>
<tr><td>매독
(Preponema Pllidum)</td><td colspan="2">• 국소 ~ 전신의 피부병변 등 (1기, 2기)
• 육아종성 병변 등 (3기)
• 심혈관계 병변, 중추신경병변 등 (4기)</td></tr>
<tr><td rowspan="4">바이러스</td><td>HIV 감염증/AIDS
(HIV)</td><td colspan="2">• 진행성 CD4 양성 T세포의 감소에 의한 면역부전과 그에 동반되는 기회감염증과 악성 종양의 출현</td></tr>
<tr><td>성기헤르페스
(HSV-1, HSV-2)</td><td colspan="2">• 외음부의 강한 통증을 동반하는 수포·궤양
• 첫 감염 후 요천골척수신경절에 잠복했다가 면역저하 시에 다시 활성화하여 재발(회귀감염)을 반복한다.</td></tr>
<tr><td>뾰족콘딜로마
(HPV6형, 11형 등)</td><td colspan="2">• 외음부, 음부, 항문주위 등에 끝이 뾰족한 유두모양·닭벼슬모양의 증식(vegetation)</td></tr>
<tr><td>바이러스성 간염
(HBV, HDV)</td><td colspan="2">• 급성 간염(인플루엔자성 증상, 황달, 간종대 등)
• 만성 간염(간섬유화, 간경변, 간세포암)
• 전격간염(간부전, 의식장애 등)</td></tr>
<tr><td>진균</td><td>성기칸디다증
(Candida속)</td><td>• 귀두포피염</td><td>• 질염(요거트 모양의 백색대하)</td></tr>
<tr><td>원충</td><td>질트리코모나스증
(Trichomonas vaginalis)</td><td>• 무증상(드물게 요도염)</td><td>• 질염(악취가 나는 거품모양 대하, 황색 ~ 연한 회색)</td></tr>
</table>

* STI : sexually transmitted infections

[표 A] 대표적인 성감염증과 주요 증상

1. STD의 역사

제2차 세계대전이 끝난 무렵의 성병이라고 하면 매독, 임질이 주된 질환이었다. 특히 항생제가 없던 시대에 매독은 불치병이었고, 제4기 증상은 매우 위독한 것이므로 상당히 두려워했었다. 마치 오늘날 우리들이 HIV를 두려워하는 것과 같다. 1948년에 발표된 성병예방법의 대상이 되는 질환은 매독, 임질, 연성하감, 성병림프육아종의 4가지 질환이었다.

최근까지 이 성병예방법은 실시되고 있었는데, 이것은 현대의 STD 사정을 전혀 반영하지 못하여, 항상 비판의 대상이었다.

여기에서 대상이 된 STD는 다음의 5가지 질환이다.

- 성기 클라미디아 감염증
- 임질성 질환
- 성기 헤르페스
- 뾰족콘딜로마
- 질편모충증(trichomoniasis)

또, STD의 변천에서 흥미로운 것은 다음 2가지이다.

① STD의 원인 미생물이 세균에서 바이러스로 옮겨간 점

② 증후성의 STD에서 무증후성의 STD가 늘어나고 있는 점

①은 β-lactam계 항생제(penicillin, cepha계)가 효과를 보이는 세균에서 효과가 없는 미생물로 이동한 약물 치료면에서의 변천이다. 즉 매독 · 임균의 시대에서 *Chlamydia* · HIV로의 변천이다. 바이러스에는 항생제가 전혀 효과가 없고 *Chlamydia*에는 β-lactam계 항생제가 효과가 없다.

②는 질병을 발견하는 것이 더 어려워졌다는 것을 의미한다. 발견이 늦어져 불임의 원인이 되거나 HIV처럼 자기도 모르는 사이에 생명을 위협하는 등 지금까지는 없었던 양상을 보이게 되었다. STD는 성개방 풍조와 성행위 다양화의 영향을 받아, 매독 · 임질이라는 two-top 체제로부터 다양한 감염증이 혼재하는 난세의 시대로 돌입했다고 할 수 있다.

2. 예전에 많았던 성병들

매독 · 임질은 현재에도 자주 볼 수 있는 성병이다. 그에 비해 연성하감, 성병림프육아종은 거의 볼 수 없는 질환이다. 연성하감은 일년에 몇 건의 보고가 있는 정도이다. 성병림프육아종은 1978년 이후 보고가 없다.

예전의 성병예방법의 대상이었던 4가지 질환에 관한 요점을 아래에 정리한다.

1) 매독 Syphilis

- *Treponema pallidum*
- 1년간 1,200명 정도 보고됨(최근 몇 년간 큰 변화 없음).
- 1기 매독
  초기경결, 경성하감(chancre), 무통성 림프절종창
- 2기 매독
  장미진(roseola), 편평콘딜로마(condyloma lata), 농증, 결절
- 3기 매독
  대동맥염을 비롯한 혈관염, 고무종(gumma)
- 4기 매독
  진행마비(general paresis), 척수매독(tabes dorsalis)
- 페니실린이 특효
- 혈청학적 진단
- HIV와의 혼합감염

2) 임질 Gonorrhoea

- *Neisseria gonorrhoeae*
- 매독에 비해서 아직도 대중적인 질환
- 연간 1,800명 정도 보고됨
- 남성의 요도염
- 여성의 자궁경관염
- 인두염
- 직장항문염/곧창자항문염
- 페니실린 등 항생제가 효과적이다

3) 연성하감 Chancroid

- *Haemophilus ducreyi*
- 궤양과 통증성 림프절 종창

4) 성병림프육아종 Lymphogranuloma venereum

- *Chlamydia trachomatis*
- 통증성 림프절 종창

TIP

1. '하감'이란?
음부에 생기는 궤양을 하감이라고 한다.

2. '림프절 종창'이란?
서혜부의 림프절이 부어오르는 것을 말한다.

3. *Chlamydia trachomatis*에는 어떤 종류가 있을까?
*Chlamydia trachomatis*에는 15가지의 혈청형이 존재한다(A, B, Ba, C, D, E, F, G, H, I, J, K, L1, L2, L3).
성병림프육아종 ··················· L1, L2, L3
trachoma ······························· A, B, Ba, C
STD ·· B, D~K
위와 같이 혈청형에 따라 걸리는 질환이 달라진다. 여기에서 Chlamydia에 대해 간단하게 복습해 두자.

① 세포내 기생세균이라는 것
② *β-lactam*계 항생제가 효과가 없다는 것

「각론」에서 다시 한 번 살펴보겠다.

4. 임균에 의한 인두염
성행위가 다양화(oral sex)됨에 따라 인두염을 앓는 여성이 증가하고 있다. 임균 인두염을 앓는 사람으로부터 다른 사람에게로 감염이 계속 퍼져 나간다. 현재 남성의 임질 중 약 30%는 여성 인두를 감염원으로 하고 있다고 한다. 임균과 마찬가지로 *Chlamydia*도 인두염의 감염원이 된다. 이 2가지 균 모두 남성의 인두도 감염시킨다.

2 STD의 역학

1. STD 역학조사

최근 STD 각 질환의 추이를 살펴보자. **표 14-1**은 성감염병의 성별/연령별 통계이다(2010년 통계).

남성에서 1위는 임균이며, 2위는 비임균성요도염이다. 여성에서 1위는 클라미디아, 2위는 매독(1, 2기), 그리고 성기단순포진, 임균감염증으로 이어진다.

전체적으로 정리해 보면,

- 클라미디아가 가장 많고 임질이 그다음으로 많다.
- 임질이나 뾰족콘딜로마(condyloma acuminatum)는 남성에게 많다(남성은 배뇨 시에 음경, 귀두를 볼 기회가 많으므로 발견이 빠르다).

질병 / 연령	계		임질		클라미디아 감염증		성기단순 포진		연성하감		첨규콘딜롬		매독 (1,2기 매독)		매독 선천성매독		비임균성 요도염	
	남	여	남	여	남	여	남	여	남	여	남	여	남	여	남	여	남	여
계	3,817	3,605	1,503	313	281	2,703	1,214	358	0	0	819	231	468	676	10	6	585	0
0~4세	11	6	0	0	0	0	1	0	0	0	10	6	0	0	3	3	0	0
5~9세	5	10	0	0	0	1	0	1	0	0	5	8	0	0	0	0	0	0
10~14세	2	5	0	1	0	0	0	2	0	0	2	2	0	1	0	0	0	0
15~19세	173	129	114	21	10	90	20	8	0	0	29	10	20	60	0	0	35	0
20~24세	399	671	213	59	40	549	42	22	0	0	104	41	53	101	0	0	82	0
25~29세	778	970	396	89	62	815	128	27	0	0	192	39	93	138	0	0	113	0
30~34세	636	674	291	59	50	553	164	33	0	0	131	29	68	96	0	0	109	0
35~39세	601	403	194	34	47	329	222	26	0	0	138	14	65	66	0	0	82	0
40~44세	472	262	124	18	36	184	208	37	0	0	104	23	44	54	0	0	46	0
45~49세	295	212	70	16	18	117	154	50	0	0	53	29	38	59	0	0	46	0
50~54세	195	121	64	6	8	45	105	56	0	0	18	14	33	46	0	0	22	0
55~59세	106	77	23	8	3	17	65	46	0	0	15	6	41	43	0	0	19	0
60~64세	62	29	5	2	2	3	50	20	0	0	5	4	5	1	0	0	8	0
65세 이상	82	36	9	0	5	0	55	30	0	0	13	6	8	11	7	3	23	0

[표 14-1] 성매개감염병 성별/연령별 통계(2010년)

2. 성행위와 감염률

1) 임균

1회의 성교에 의한 감염률은 약 30%이다.

2) HBV

HBe 항원 양성자의 혈중 바이러스 농도는 108/mL에 달한다. 정액 중의 HBV 농도는 혈액중 농도의 1/1,000~1/10,000이므로 HBe 항원 양성자의 경우 105/mL에 달한다. 1회 성교에 의한 감염률은 30%로 높은 수치를 보인다.

3) HCV

HCV 보균자의 혈중 농도는 105/mL로 HBV에 비해서 낮다. 성행위에 의한 감염은 거의 없지만 전혀 없다는 것은 아니기 때문에 주의해야 한다.

4) HIV

혈중 농도 102/mL로 더욱 낮아진다. 1회의 질성교에 의한 감염률은 0.1%이다.

5) HTLV-1 Human T-lymphotropic virus-1

성인 T세포백혈병(ATL)의 원인균이다. 감염의 기본은 모유를 통한 감염이다. 부부 간의 성행위에 의한 감염률은 10년 동안 남편에게서 아내에게가 60%, 아내에게서 남편에게가 0.4%로 나타났다.

3 남성특유의 STD

남성 성감염증에는 요도염이 있다. 현재 우리나라에서 가장 유행하고 있는 것이 비임균성 요도염이다. 요도염은 일반적으로 요도구멍에서 탁한 액체가 흘러나오므로(**그림 14-2**) 환자 본인이 곧바로 알 수 있어 비교적 조기에 치료를 시작하는 경우가 많다. 남성에게서 여성으로 전염되는 경우는 다음의 2가지 원인에 의해서이다.

- 남성의 요도 원주상피에 감염하는 미생물
- 남성의 정액 속에 존재하는 미생물

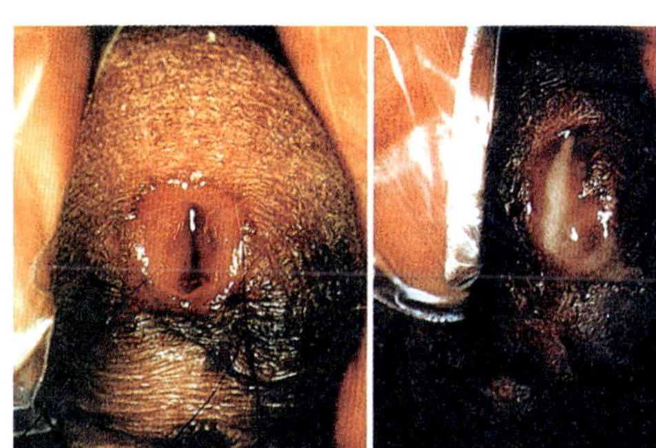

클라미디아성 요도염 임균성 요도염

[그림 14-2] 외요도소견

전자의 대표가 임균, *Chlamydia*이고 후자의 대표가 HIV와 HBV이다.

남성 요도염 감염미생물의 빈도는 임균과 *Chlamydia*를 합친 것(단독감염 · 혼합감염)이 약 75%를 차지한다. 현재는 '비임균성 요도염의 원인은 *Chlamydia*'라고 할 만큼 증가하였다. 원인 중 하나로 클라미디아성 요도염은 증상이 가볍고 요도분비물이 장액성이기 때문에 환자 본인이 알아차리기 힘들다. 그에 비해 임균성 요도염의 요도분비물은 화농성이므로 환자가 즉시 병원에 갈 가능성이 높다.

또 문화적으로 남성들은 여성보다 윤락업소에 출입하는 경우가 많으므로, 모슬이나 옴(**그림 14-3, 4**), 콘딜로마(condyloma)가 나타나는 경우가 있다.

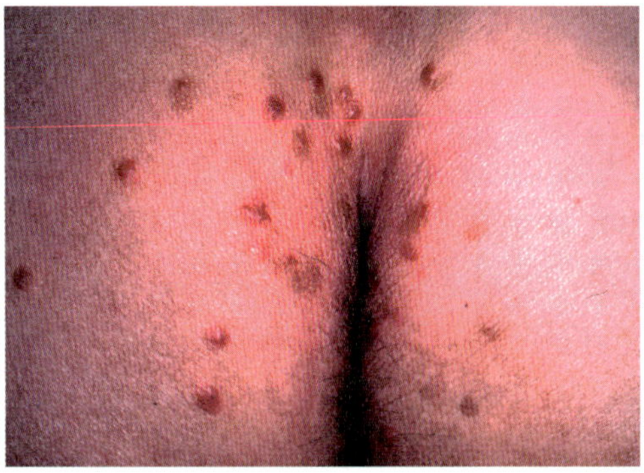

[그림 14-3] 옴의 결절

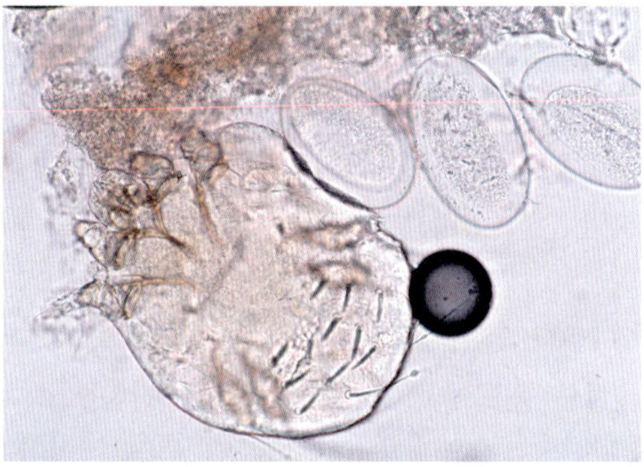

[그림 14-4] 옴의 충체·충란

4 여성특유의 STD

여기에서는 총론적인 것을 살펴보겠다. 성기감염증으로 손상되는 부위를 표층부터 심부까지 추적해 보면 다음과 같은 순서가 된다.

① 외음부 ② 질
③ 자궁경부 ④ 자궁내막
⑤ 자궁관 ⑥ 난소
⑦ 자궁주위 결합조직(골반내)

각 부위가 어떤 미생물에 감염되어 어떤 증상을 나타내며, 어떤 후유증을 남기는지에 대해서 살펴보자(**표 14-2**).

	부위 특이성으로 본 병원미생물의 분포	STD에서 흔히 나타나는 증상(자각증상을 중심으로)
외음부	단순 헤르페스, 매독, *Candida*, HPV, 옴진드기, 모슬(*crab louse*), *Haemophilus ducreyi*	• 통증 : 궤양에 의한 통증과 서혜림프절/샅고랑림프절의 종창에 의한 통증이 있다. 가벼운 궤양이나 아프지 않은 림프절 종창에는 각각 명칭이 있다(경성하감, 무통성 가래톳) • 가려움 : Candida나 모슬에서는 너무 가려워 참을 수 없을 정도이다. • 종창·결절 : 뾰족콘딜로마(condyloma acuminatum)는 아프지도 가렵지도 않다(약간 가려울 수도 있다)
질	*Candida*, *Trichomonas*, HPV	•질 자극감, 질의 가려움 : 증상이 매우 심하다. •분비물의 증가 : 질염의 원인에 따라 분비물에 특징이 있다. 칸디다질염 ………… 요구르트형태의 분비물 악취 (−) 트리코모나스 ……… 황색·포말상 분비물 악취 (+) •성교 시 통증
자궁경부	*Chlamydia*, 임균, HPV	분비물의 증가, 하복부 통증이 나타나는 경우가 있다. 대부분은 증상이 나타나지 않고 경과한다.
자궁내막	*Chlamydia*, 임균	
자궁관	*Chlamydia*, 임균	
난소	*Chlamydia*, 임균	
자궁주위 결합조직 (골반내)	*Chlamydia*, 임균	대부분 증상이 나타나지 않지만 증상이 나타나는 경우는 하복부 통증이다. 일부에서는 급성 복증으로까지 진행되기도 한다. 염증 부위가 깊어짐에 따라 복통이 지속성을 나타내며, 골반 복막염으로까지 진행되면 복막자극 증상을 나타낸다.

[표 14-2] 여성특유의 STD

1. 자각증상 없이 진행하는 병태

앞에서 설명한 각 증상은 일시적인 것으로서, 감염증을 치료하면 증상도 사라진다. 그러나 지금부터 설명하는 병태는 반영구적으로 남는 기능적 · 해부학적인 손상이다. *Chlamydia*를 중심으로 설명하겠다.

자궁경관 점막이 *Chlamydia*에 의해 첫 번째로 감염되면, 며칠 내에 복강내까지 파급된다. 자궁관염이나 자궁내막염이라는 이른바 부속기염이 발생하는데, 대부분 증상이 없기 때문에 치료를 하지 않고 방치하게 된다. *Chlamydia*에 감염된 점막에서는 염증이 일어나 반흔, 협착, 유착과 같은 영구적으로 남는 변화를 일으키는데, 이것이 불임의 원인이 된다. 자궁관주위 유착, 자궁관폐쇄증, 고름자궁관, 자궁관수종 등은 *Chlamydia*나 임균의 감염증에 의한 2차성 병변이라고 할 수 있다.

클라미디아·임균의 성기감염은 불임의 원인이 된다

TIP

클라미디아 vs 임균

공통적으로 우선 자궁경관 점막을 감염시킨 후 계속 침입해 들어간다. 임균은 심한 증상을 나타내는 경우가 많고, 클라미디아는 증상을 나타내지 않는 경우가 많다는 것을 기억하기 바란다. 증상의 정도는 남성 요도염에서의 클라미디아와 임균의 관계와 같다.

2. 부속기염

골반내 감염증(pelvic inflammatory disease : PID)이라 불리는 질환은 **그림 14-5**에 열거한 몇 가지 질환의 총칭이다. 명칭을 참조하기 바란다.

여기에서 거론하는 질환의 원인균으로서도 클라미디아와 임균은 특히 중요하다.

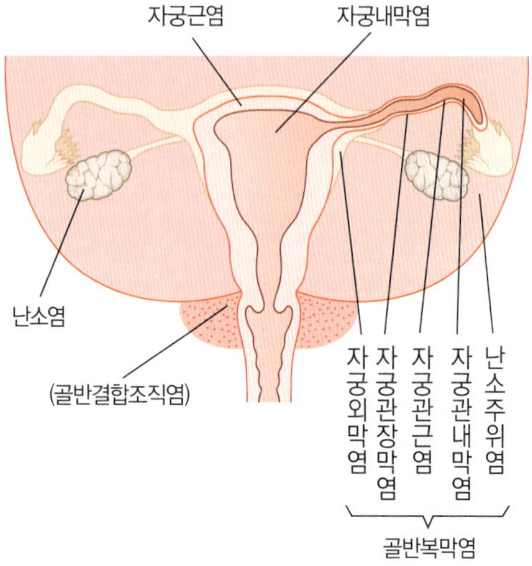

[그림 14-5] PID의 종류

STD 핵심정리

병태생리로 보는 STD

성행위에 의해 감염이 성립되는 감염증을 성감염증이라 하며 Sexually Transmitted Disease의 머리글자를 따서 STD라고 한다. STD는 대부분이 성기에 증상이 나타나지만 구강이나 항문주위에 발진이 나타나거나 매독이나 바이러스성 간염과 같이 전신성 감염증을 초래하는 것도 있다.

병 인	• 성기의 접촉으로 발생하는 감염증이다. • 세균(임균, 매독, 성기클라미디아감염증), 바이러스(HIV 감염증 등), 진균(성기칸디다증), 원충(질트리코모나스증)에 의하여 감염된다.
병 태	• STD의 원인미생물은 신체 표면의 얕은 곳에서 깊은 곳으로 진행해 간다. 각 미생물이 활동하는 곳은 얕은 곳에서부터 깊숙한 곳까지 다양하다(클라미디아와 임균은 골반 내의 깊은 곳까지 침입한다). • 대부분 하복부 통증이 나타나며 염증 부위가 깊어짐에 따라 복통이 지속성을 나타낸다. • 자각증상이 없이 진행하는 병태도 있다.
증 상	• 외음부 : 통증(궤양이나 종창), 가려움(Candida, 모습), 종창·결절 • 질 : 가려움, 분비물의 증가, 성교 시 통증 • 자궁경부 : 분비물의 증가, 하복부 통증 • 자궁주위 결합조직(골반내) : 하복부 통증(대부분 증상이 나타나지 않음)
진 단 및 검 사	• 혈액검사 • 병원 미생물의 분리, 배양

치 료	• **성행위 상대자도 동시에 치료하여야 한다.** • **성기 클라미디아 감염증 :** 세포내에 기생하므로 세포내 이행성이 높은 Tetracycline계 항생제, Macrolide계 항생제, New quinolone계 항생제 투여 • **성기 헤르페스 :** Acyclovir 등의 항바이러스제를 정맥주사 또는 경구투여한다. 경미한 경우에는 항바이러스제의 외용만으로도 치료된다. • **질편모충증 :** Trichomonas vaginalis는 원충이므로 metronidazole를 경구 또는 질내에 투여한다. • **뾰족콘딜로마 :** 외과적 절제, 전기응고, 냉동요법, 레이저 등의 물리적인 면역요법, 항암제, 외용약 등으로 치료한다.

XV 주산기 감염증 Perinatal infection

A 모자감염 총론

1 감염경로

임신에 의해 산모로부터 아기에게 감염되는 것을 모자감염 또는 **수직감염**이라고 한다. 모자감염에는 크게 다음 3가지의 경로가 있다.

모체감염의 경로
① 태반감염 — 분만 개시 전
② 산도감염 — 분만 중
③ 모유감염 — 분만 후

태반감염은 분만 개시 이전에 아기에게 감염증이 발생되어 있기 때문에, 출생 시에 이미 기형이나 감염의 증상을 가지고 있다. **산도감염**은 분만 시 아기가 산도를 통과하는 사이에 자궁경관이나 질에 존재하는 미생물에 노출됨으로써 발생한다. **모유감염**은 모유 속에 포함되어 있는 미생물을 아기가 먹음으로써 발생한다.

이 분류에 포함되지 않는 감염 양식이 몇 가지 더 있다.

자궁경관이나 질의 미생물이 상행성으로 침입하여 자궁내감염(정확하게는 융모양막염)을 일으켜 분만 개시 이전에 아기에게 감염시키는 유형도 있다. PROM에 의한 자궁내감염과 그에 이어지는 아기의 감염은 틀림없이 여기에 속하지만, 이것은 태반감염이라 하지 않고 산도감염의 아형으로서 취급한다.

태반감염	Rubella virus, HSV, **CMV**, **VZV**, HIV, HTLV–I, **human** parvovirus, Listeria, Mycobacterium, Tuberculosis, ***Treponema pallidum***, Toxoplasma
산도감염	**임질**, Candida, **HIV**, CMV, **HBV**, **herpes**, Chlamydia, GBBS 등
상행감염	**CMV**, **HSV**, Coxsackie virus B, Echo virus, **HBV**, HIV, GBBS, Staphylococcus, *E. coli*, *Mycobacterium tuberculosis*, *Chlamydia trachomatis*, *Candida*
모유감염	CMV, HIV, **HTLV–I**

[표 15–1] **모자감염을 일으키는 병원미생물**

XV

산도감염에서 기억해야 할 대표적인 미생물에 HBV가 있는데 앞에서 설명한 산도감염과는 양식이 다르다. HBV는 경관이나 질에 기생하고 있는 것이 아니다. **HBV의 산도감염은 주로 분만 시의 출혈이 원인으로 생각된다.**

표 15-1은 각 감염경로에서 모자감염을 일으키는 병원미생물을 열거한 것이다. 굵은 글씨는 반드시 기억해야 한다.

2 태반감염의 특징

태반감염은 바이러스에 의한 것이 많으며 그 경과는 대부분 다음과 같다.

바이러스의 초감염 → 바이러스혈증 → 태반에 도달 → 태반에서 증식한 후 탯줄을 통해 아기에게 감염된다.

바이러스 이외의 미생물로서는 toxoplasma와 매독을 들 수 있다.

초감염이라는 것도 중요한 포인트이다. 초감염의 경우에는 모체 혈중에 항체가 존재하지 않으므로 바이러스가 태반을 통과하기 쉽다.

바이러스에 재감염되거나 재활성화되는 경우에는 혈중 바이러스에 항체가 결합되므로 태반을 통과하기가 어려워진다. 병태로는 다음과 같은 것들이 나타난다.

- 유산
- 사산
- 자궁내 태아발육 지연 (intrauterine growth retardation : IUGR)
- 기형

TIP

태반감염

'태반감염을 일으키는 질환은?'이라는 문제를 접한다면 다음과 같은 두 가지 방법으로 풀도록 하자. 첫 번째는 선천성 ×××증이라는 이름의 질환을 생각하는 것이고, 두 번째는 TORCH 증후군을 생각하는 것이다.

선천성 ×××증(표 A)이라는 형태의 감염증은 태반감염에 의한 태아의 감염증이며 TORCH 증후군(표 B)도 마찬가지로 태반감염에 의한 태아의 감염증이다. TORCH 증후군이란 태반감염을 일으키는 질환의 총칭으로, 각 미생물의 머리글자를 조합한 것이다.

- 선천성 풍진증후군
- 선천성 세포거대포함병(cytomegalovirus)
- 선천성 수두증후군(VZV)
- 선천성 홍역
- 선천성 톡소포자충증(toxoplasmosis)
- 선천 매독

[표 A] 선천성 ×××증

T : Toxoplasma
O : Others
VZV
human parvovirus B19
Measles virus
Mumps virus
매독
기타
R : Rubella virus : 풍진
C : Cytomegalovirus
H : Herpes simplex virus

[표 B] TORCH 증후군

3 산도감염의 특징

산도감염이 일어났어도 막 태어난 신생아에게는 어떤 이상도 나타나지 않는다. 이것이 태반감염과의 큰 차이이다. 태반감염이 일어난 신생아는 출생 시에 이미 기형을 비롯한 어떤 이상을 보인다.

산도감염의 치료에서 중요한 점은 앞으로 어떤 일이 일어날지 미리 예상해 두는 것이다.

산도감염에서 특히 주의할 것은 다음과 같다.

a. Herpes simplex virus
b. HBV
c. *Chlamydia*
d. GBBS
e. *Candidiasis*

4 모유감염의 특징

모유를 통해 감염되는 것은 역시 'HTLV-I'(성인 T세포백혈병 바이러스)로서 성인 T세포백혈병 등의 원인이 된다. 감염자의 대다수는 일생동안 발병하지 않는다.

5 백신

백신은 본래 미감염 바이러스에 대한 항체를 생산하여, 면역력을 강화시킬 목적으로 투여한다. 여기에는 불활성 백신과 생백신이 있는데, 후자의 경우 태아감염을 일으킬 위험이 있다.

따라서 생백신(MMR, 수두 등)은 임신부에게 금기이다. 이것은 반드시 기억해야 한다.

TIP

신생아○○○증

앞에서 선천성×××증이면 태반감염이라고 설명하였다. 이와 마찬가지로 신생아○○○증이라고 하면 「그 병원미생물은 산도를 통해 감염되었다」는 것을 알 수 있다(표 A).

신생아 헤르페스
신생아 수두
신생아 결막염(Chlamydia)
신생아 폐렴(Chlamydia)
신생아 GBBS 감염증

[표 A] 신생아○○○증

XV

B 모자감염 각론

	감염경로	산모에 대한 영향	태아·신생아에 대한 영향	예방·치료
풍진	모두 태반 감염 첫감염 시에 일어난다	없다	▪ 선천성 풍진증후군을 비롯한 기형 • 눈증상(백내장, 녹내장, 색소성 망막증) • 선천성 심장질환 • 청각장애 등	유아, 초등학생, 중학생에 대한 철저한 백신접종
CMV	태반, 산도, 모유 등 모든 감염경로가 존재	없다	▪ 태반감염에 의한 태내감염으로 아기에게 위험한 증상이 나타난다 ▪ 산도·모유감염에서는 대부분이 불현성 ▪ 태내감염의 90%는 불현성이고, 10% 이하는 증후성이다 증후성의 경우, • 선천성 세포거대포함병, 간비장비대, 황달, 소두증, 망막맥락막염 (retino choroiditis), 두개내 석회화 • 자궁내 태아발육지연(IUGR) • 정신운동 발달지연 등	ganciclovir가 치료제로 있지만 유효성은 검토중인 단계
HSV	태반감염, 산도감염 (산도감염이 대부분)	성기 헤르페스	▪ TORCH 증후군의 하나이지만 태반감염에 의한 기형의 보고는 거의 없어서, 전세계에서 20례 이하 ▪ HSV에서는 오히려 산도감염에 의한 신생아 헤르페스가 중요 ▪ 피부증상만 있는 것(경증), 중추신경증상만 있는 것 (후유증이 남는다), 전신증상을 보이는 것(거의 사망) 등 3가지 유형이 있다 ▪ 신생아 헤르페스의 약 30%는 사망	임산부에 성기 헤르페스가 나타나면 제왕절개를 한다. 임산부에 대한 Acyclovir의 투여는 아직 확립되어 있지 않다.
HBV	3가지 경로가 모두 가능하지만 가장 많은 것은 산도감염	없다	▪ 자궁내 발육지연이나 기형은 발생하지 않는다 ▪ 전격간염이 되는 경우는 극히 드물다 ▪ 보균자가 되는 것이 역학적으로 문제	항HBs사람면역글로불린(HBIG)을 출생 시와 생후 2개월에 한 번씩 근육주사하고, 다시 HB 백신을 생후 2개월부터 접종
human parvo virus B19	태반 첫감염 시	없다	▪ 모체감염 중 태아에 영향을 주는 것은 약 10% ▪ 태아수종, 태아사망, 신생아사망, 사산이 일어난다 • 태아수종 바이러스감염에 의해 중증의 빈혈이 일어난다 장기의 저산소증 심부전 hemosiderin 침착에 의한 간기능장애 → 태아에게 수종이 일어남	아직 확립되어 있지 않다.
HTLV-I	모유감염이 대부분	없다	▪ 기형이나 자궁내 발육지연은 일어나지 않는다 ▪ 보균자가 되는 것이 문제이다	모유를 먹이지 않는다 (그러나 이것도 확립된 것은 아니다)

	감염경로	산모에 대한 영향	태아·신생아에 대한 영향	예방·치료
HIV	어떤 감염경로도 가능하다	없다	▪ 태어나는 아기의 10~40%에서 감염 성립 ▪ 기형, 자궁내 발육지연에 관해서는 확실히 밝혀져 있지 않다 ▪ 어린이 AIDS의 85~90%가 모자감염에 의해 발생한다	앞으로의 과제
VZV	태반감염과 산도감염 (산도가 수두에 접촉함으로써 감염)	임신부의 수두 이환 빈도는 1~5/10,000명(수두 이환 임신부의 10%가 폐렴을 일으키고 폐렴에 의한 사망률은 20%)이고, 산부의 띠헤르페스 이환 빈도는 1.5/10,000명(띠헤르페스 임신부에게는 합병증이 나타나지 않는다)	▪ 유산·사산·기형이 동반할 빈도는 증가하지 않는다 ▪ 모체가 임신 20주 이내에 수두에 감염되었을 경우에는 → 선천성 수두증후군 : 사지형성 부전, 뇌장애 등 ▪ 출생 전 21~5일의 감염에서는 → 아기의 약 25%에서 수두 발병 ▪ 출생 전 4일~출생 후 2일의 감염에서는 → 중증 수두, 사망률이 30%	항체가 음성인 사람에 대하여 임신 전에 수두 생백신을 접종한다. 치료로서 Acyclovir를 투여하지만 효과는 확립되어 있지 않다.
클라미디아 (Chlamydia trachomatis)	산도감염	절박조산, 조산, 만기 저체중출생아 출산에 관여 (융모양막염이 발생한다)	▪ 신생아 결막염: 생후 5일경부터 눈꺼풀 결막염이 나타난다 ▪ 신생아 폐렴: 생후 2개월 정도 지나서 증상이 나타나는 경우가 많다.	임신초기·후기에 자궁경관에서 *C.trachomatis* 항원검사를 하여 존재의 유무를 확인해 두는 것이 중요하다. 발병하면 macrolide계 항생제를 투여하다.
GBBS	산도감염	없다	▪ 신생아 GBBS 감염증 • 폐렴 • 패혈증 • 뇌수막염 ▪ 발병하면 사망률이 높은 것이 특징 그러나 임신부가 보균하고 있다고 해도 발생빈도는 극히 낮다	배양을 하여 임신부가 보균하고 있는지의 여부를 파악한다. 경우에 따라서는, penicillin G를 분만 전·분만 시에 투여한다.
매독	태반감염	없다	▪ 선천성 매독 • Hutchinson's tooth • 실질성 각막염 • 난청 • 안장코(saddle nose) • 중추신경장애 등 ▪ 유산(매독 미치료의 경우 30%) ▪ 신생아 매독	페니실린을 비롯한 β–lactam계 항생제로 치료한다.
toxoplasma	태반감염, 첫감염 시	없다	▪ 유산, 사산 ▪ 선천성 톡소포자충증(toxoplasmosis) • 망막맥락막염(retinochoroiditis) • 수두증/물뇌증 • 뇌석회화 • 정신운동 발달지연 ▪ 생존하더라도 대부분 후유증이 남는다	임신부의 조기진단·조기치료. 유럽이나 서양의 여러 나라에서는 임신검진이 이루어지고 있다.

XV

찾아보기

ㅎ